"十二五"国家重点图书出版规划项目

中医优势治疗技术丛书

◆ 总主编 周 然 张俊龙

拔 罐

编著 李晓亮

U0376651

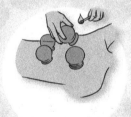

科学出版社

北 京

内 容 简 介

拔罐技术是中医独具特色的优势技术，具有简便易行、经济实用的特点。既可治疗疾病，又可强身保健。

本书力求重点突出，简便实用，主要介绍了拔罐技术的基本知识、操作方法及在常见疾病中的具体运用。本书图文并茂，深入浅出，适用广大基层针灸医生、针灸爱好者及家庭自疗者参考。

图书在版编目（CIP）数据

拔罐／李晓亮编著 . —北京：科学出版社，2014.4
（中医优势治疗技术丛书／周　然，张俊龙总主编）
ISBN 978-7-03-040148-9

Ⅰ. 拔… Ⅱ. 李… Ⅲ. 拔罐疗法 Ⅳ. R244.3

中国版本图书馆 CIP 数据核字（2014）第 045405 号

责任编辑：鲍　燕　陈　伟　曹丽英／责任校对：钟　洋
责任印制：徐晓晨／封面设计：王　浩
绘图：北京眺艺企业形象策划工作室

科 学 出 版 社 出版
北京东黄城根北街 16 号
邮政编码：100717
http://www.sciencep.com

北京京华虎彩印刷有限公司 印刷
科学出版社发行　各地新华书店经销

*

2014 年 4 月第 一 版　开本：B5（720×1000）
2018 年 1 月第四次印刷　印张：8 1/2
字数：153 000

定价：39.00 元
（如有印装质量问题，我社负责调换）

《中医优势治疗技术丛书》
总编委会

总　前　言

　　中医学历经几千年的发展，形成了独特的理论体系和完善的治疗技术体系。其治疗技术体系大体分为两类，一为遣方用药。它被作为中医治疗疾病的主体方法。时至今日，我们中医临床工作者诊疗疾病多处方开药，人民群众也多选择服用汤丸膏散等内服药物祛病疗疾。概因理法方药为中医辨证论治体系的高度概括。二为中医优势技术。翻开一部中医学的发展简史，我们不难看到，人们在经历了长期的无数次实践以后，早在新石器时代，就已经会运用针法、灸法、按摩术、止血法这些原始的、朴素的、简单的医疗技术。从砭石到九针，从针刺到药物贴敷，从神农尝百草到丸散膏丹汤饮酒露的制剂技术，从推拿正骨手法到小夹板的应用，这些都是时代的创造、医家的发明，都是当时社会发展条件下的医学领域的领先技术。经过历代医家的不懈努力和探索，这些技术内容丰富、范围广泛、历史悠久，体现了其临床疗效确切、预防保健作用独特、治疗方式灵活、费用比较低廉的特点，传承着中医学的精髓和特色。

　　这些优势技术或散见于民间，或零散于古籍记录，或濒临失传，面临着传承和弘扬的两大难题。2009 年，国务院出台的《关于扶持和促进中医药事业发展的若干意见》中就强调指出："老中医药专家很多学术思想和经验得不到传承，一些特色诊疗技术、方法濒临失传，中医药理论和技术方法创新不足。"也有专家痛心疾首地指出，"近年来，中医药特色优势淡化，手法复位、小夹板等'简、便、验、廉'的诊疗手段逐渐消失或失传。"由此可见，传承、发展并不断创新中医技术迫在眉睫、刻不容缓。

　　近年来的医改实践证明，中医药在满足群众医疗保健需求、减缓医药费用上涨、减轻患者和医保负担等方面发挥了很好的作用，缓解了群众看病就医问题，放大了医改的惠民效果。人民群众对中医药感情深厚、高度信赖，中医药作为一种文化已经深深地渗入中国百姓的日常生活当中。中医的一些技术特别是非药物方法，普通百姓易于接受、也易于掌握使用，可获得性强，适用于广大人民群众的养生保健和疾病治疗，很多人自觉不自觉地运用中医药的理念和优势技术进行养身健体、防治疾病。

传承和发展中医药技术是每一名中医药人的使命担当。正如国医大师邓铁涛教授所说："中医之振兴，有赖于新技术革命；中医之飞跃发展，又将推动世界新技术革命"。我们山西中医学院将学科发展的主攻方向紧紧锁定中医药技术创新，不断深化学科内涵建设，凝练学科研究方向，组建优势技术创新研发团队，致力于中医药技术的研究、开发、规范制定和应用推广，以期推动中医药技术的创新和革命，为人民群众提供更多的中医药技术储备和技术应用。

因此，我们组织既有丰富临床经验，又有较高理论素养的专家学者，编写了这套《中医优势治疗技术丛书》。丛书以中医优势治疗技术为主线，依据西医或中医的疾病分类方法，选取临床上常见病、多发病为研究对象，突出每一种优势技术在针对这些常见病、多发病治疗时的操作规程，旨在突出每一项技术在临床实践中的知识性、实用性和科学性。

这套丛书既是国家"十二五"科技支撑计划分课题"基层卫生适宜技术标准体系和评估体系的构建及信息平台建设研究和示范应用"、国家中医药管理局重点学科"中医治疗技术工程学"和山西省特色重点学科"中医学优势治疗技术创新研究"的阶段性研究成果，也是我们深入挖掘、整理中医药技术的初步探索，希望能够指导基层医疗卫生机构和技术人员临床操作，方便中医药技术爱好者和家庭自疗者参考使用。

2014 年 3 月

目　　录

上篇　拔罐技术概论

1　拔罐技术的学术源流 …………………………………………………（2）

2　拔罐技术的基本原理 …………………………………………………（4）

3　拔罐的器具制备 ………………………………………………………（7）

4　拔罐操作的技术规范 …………………………………………………（11）

5　拔罐技术的操作规程 …………………………………………………（20）

6　拔罐技术的适应证与禁忌证 …………………………………………（24）

7　拔罐技术的优势与注意事项 …………………………………………（26）

8　拔罐技术的反应及处理 ………………………………………………（30）

下篇　拔罐技术的临床应用

1　感冒 ……………………………………………………………………（34）

2　慢性支气管炎 …………………………………………………………（39）

3　哮喘 ……………………………………………………………………（43）

4　失眠 ……………………………………………………………………（47）

5　高血压 …………………………………………………………………（51）

6　心悸 ……………………………………………………………………（55）

7　胸痹心痛 ………………………………………………………………（58）

8　头痛 ……………………………………………………………………（61）

9　三叉神经痛 ……………………………………………………………（65）

10　胃痛 …………………………………………………………………（67）

11　腹痛 …………………………………………………………………（70）

12　糖尿病 ………………………………………………………………（72）

13　中风 …………………………………………………………………（76）

14　落枕 …………………………………………………………………（79）

15　颈椎病 ………………………………………………………………（82）

16　肩周炎 ………………………………………………………………（85）

17 类风湿关节炎 …………………………………………………………………（88）

18 腰肌劳损 ……………………………………………………………………（90）

19 腰椎间盘突出症 ……………………………………………………………（92）

20 急性腰扭伤 …………………………………………………………………（95）

21 荨麻疹 ………………………………………………………………………（97）

22 银屑病 ………………………………………………………………………（99）

23 带状疱疹 ……………………………………………………………………（102）

24 神经性皮炎 …………………………………………………………………（105）

25 急性淋巴管炎 ………………………………………………………………（107）

26 腱鞘囊肿 ……………………………………………………………………（109）

27 乳腺增生 ……………………………………………………………………（111）

28 鼻窦炎 ………………………………………………………………………（114）

29 便秘 …………………………………………………………………………（117）

30 痛经 …………………………………………………………………………（120）

31 小儿腹泻 ……………………………………………………………………（123）

32 小儿疳积 ……………………………………………………………………（125）

拔罐技术概论

1 拔罐技术的学术源流

1.1 拔罐的定义

拔罐疗法是以罐等为工具，利用燃烧、加热、抽吸等方法排除罐内空气以产生负压，使其吸附于腧穴或应拔部位的体表，产生刺激，造成充血或瘀血，以达到调整机体功能，恢复生理状态，祛除疾病的一种外治法。具有温经散寒、行气活血、止痛消肿、拔毒排脓等功效。

1.2 拔罐技术的历史沿革

拔罐疗法是劳动人民在长期的生活和实践中逐渐总结和发展起来的，古称"角法"，这是因为远古时代人们是应用牲畜的角（如牛角、羊角等）磨成有孔的筒状，刺破痈肿后以角吸除脓血的。成书于春秋战国时期的《五十二病方》就已经有了关于角法治病的记述："牡痔居窍旁，大者如枣，小者如核者，方以小角角之，如孰（熟）二斗米顷，而张角"。其中"以小角角之"，即指用小兽角吸拔。晋代医家葛洪《肘后备急方》中有以制成罐状的兽角拔脓血治疗疮疡脓肿的记载。唐代王焘《外台秘要》进一步阐述了角法的应用："取三指大青竹筒，长寸半，一头留节，无节头削令薄似剑，煮此筒数沸，及热出筒，笼墨点处按之，良久，以刀弹破所角处，又煮筒子重角之，当出黄白赤水，次有脓出，……数数如此角之，令恶物出尽，乃即除，当目明身轻也"。北宋《苏沈良方》记载了用火力排气法拔竹罐治疗久嗽的方法，表明宋代拔罐法的适应证已扩大到内科疾病，由于采用竹筒为罐具，又称"筒术"、"拔筒术"。

清代医家赵学敏在《本草纲目拾遗》中，对用火力排气法拔陶瓷罐的出处、形状、适应病证、操作方法及使用优点等均作了详细介绍，如"火罐，江右及闽中皆有之，系窑户烧售。小如人大指，腹大两头微狭，使促口以受火气。凡患一切风寒，皆用此罐。以小纸烧见焰，投入罐中，即将罐合于患处。或头痛则合在太阳、脑户或巅顶；腹痛合在脐上。罐得火气合于肉，即牢不可脱，须待其自落。患者但觉一股暖气从毛孔透入，少倾火力尽则自落。肉上起红晕，罐中有气水出。风寒尽出，不必服药。治风寒头痛及眩晕、风痹、腹痛等"。清代吴谦在

《医宗金鉴·外科心法要诀》中记载了拔罐配合中药、针刺治疗痈疽阴证的方法及对预后的预测，并附有煮竹罐的中药处方及具体操作方法。

近百年来，随着社会的发展、科学技术的进步，拔罐疗法在广大人民尤其是医务工作者的挖掘、整理、验证、总结和提高下，得到了飞速发展。如在用具方面，已由古代的兽角、竹筒、陶罐，发展为金属罐、玻璃罐、抽气罐、挤压罐，乃至电拔罐、经穴电动拔罐治疗仪等现代装置；在操作方面，已由燃火排气、煮水排气，发展为抽气筒排气、挤压排气及电动抽气等等（以燃火排气吸拔的称"火罐"，以水煮排气吸拔的称"水罐"，以抽气法排气的称"抽气罐"）；在操作方式方面，已由单纯地拔罐，发展为走罐（推罐）、闪罐、按摩拔罐及至配合电针、红外线及各种现代化理疗设备等；在临床应用方面，也由单纯地吸拔脓血，发展为治疗包括内、外、妇、儿、骨伤、皮肤、五官等科的上百种疾病，成为临床治疗中常用的一种方法。还有人将拔罐疗法与现代实验室检查法结合起来，用于某些疾病的诊断和鉴别诊断。此外，像现代理疗中的局部负压疗法及气压疗法，也是古代角法的发展和演变。

拔罐疗法不仅在我国城乡深受群众欢迎，而且在印度、法国、日本、希腊、俄罗斯等国家也得到广泛应用。俄罗斯称拔罐疗法为"瘀血疗法"，法国称为"杯术"，日本称为"真空净血法"。非洲大陆至今还有不少民间医生在沿用兽角拔罐法。

拔罐疗法入门容易，具有操作简便、易于掌握、器具经济、疗效迅速、使用安全、无副作用等优点，可广泛地运用于内、外、妇、儿、骨伤、皮肤、五官等科疾病的治疗，为广大医务工作者及民间所习用。因此它是一种值得推广和加以研究提高的传统医疗方法。

2 拔罐技术的基本原理

2.1 中医理论原理

(1) 平衡阴阳

中医学认为，人体的生理活动，都可以用阴阳来概括说明。人体的正常生命活动，是阴阳两个方面保持着对立统一的协调关系，处于动态平衡的结果。如果由于某种内在的或外在的因素使得人体内的这种平衡遭到破坏，就会使机体发生疾病。由此可见机体本身的阴阳失调是疾病产生的根本原因。因此，调理阴阳，恢复其在机体内的相对平衡，就成为治疗的关键。

拔罐疗法调整阴阳的作用，一方面是通过经络腧穴的配伍作用，另一方面是通过与其他疗法的配合应用来实现的。例如拔关元穴可温阳祛寒，拔大椎穴可清泄阳热；也如拔火罐可以散寒，刺络拔罐可以清热。诸如此类，拔罐通过对机体的良性刺激，再依靠人体自控调节系统的传达与调节，从而起到调节阴阳，使机体偏盛、偏衰的阴阳得以纠正，恢复平衡，恢复健康。

(2) 扶正祛邪

中医学认为，疾病的过程是邪气作用于机体的损害与正气抗损害之间的矛盾斗争过程。正气对邪气具有抗御、免疫、修复、调节等作用，邪气对机体具有感染侵袭、损伤形质、障碍机能等各种致病作用，如外感六淫邪气、内伤痰饮、瘀血及外伤跌仆损伤等。如病邪被及时抗御消除，"阴平阳秘"的生理状态得以保持，则不发病，这即是"正能胜邪"。反之，病邪不能及时消除，机体的平衡协调状态遭到破坏，即"邪胜正负"，则发病。正邪双方强弱消长的变化，关系着疾病的进退，如果正气增长，邪气衰减，正能胜邪而病愈；若邪气增长，正气衰退，正不胜邪而病情发展恶化。随着邪正双方的变化，疾病表现出两种不同的病机和证候。在临床治疗疾病时，应按照"实则泻之，虚则补之"的治疗原则进行，祛除邪气，扶其正气，或根据病情攻补兼施，或先补后攻。而拔罐疗法作用之一，就是祛除机体内的各种邪气，使邪去正安，同时还有扶助正气的作用。例如：带状疱疹可在水疱及疼痛局部（阿是穴）拔罐，使病邪除，气血得以正常运行，病灶部位的经络得以濡润而使病痛得愈。临床实践证明，刺络拔罐法祛邪作用最佳。

（3）疏通经络，宣通气血

经络，是经脉和络脉的总称，是运行全身气血，联络脏腑形体官窍，沟通上下内外，感应传导信息的通路系统，是人体结构的重要组成部分。气血是人体生命活动的物质基础，通过经络，血脉对人体起到濡养、推动、温煦的作用，当出现经络的运行不畅或气血的偏衰、偏盛时，人体就会发生疾病。可见经络气血失调是疾病产生的一个重要致病因素。拔罐疗法根据经络与相关脏腑在生理、病理上相互影响的原理，通过对腧穴的吸拔作用，在脏腑、经络气血凝滞或脉络空虚时，引导经络之气往来输布，鼓动经脉气血，濡养脏腑、组织，鼓舞正气，加强机体祛除病邪能力，从而使疾病得以祛除。

（4）活血散瘀，消肿止痛

拔罐疗法通过对腧穴局部的负压吸附作用，使体表组织产生充血、瘀血等变化，改善血液循环，使经络气血通畅，则瘀血化散。对局部组织来说，可以消肿止痛。

（5）除湿逐寒，托毒排脓，缓解症状

由于拔罐疗法的负压吸附作用，不仅可以吸出肌肉、血脉中的风寒湿气，达到祛风散寒除湿的作用，更可使毒气郁结、恶血瘀滞之症，毒血吸出，瘀阻消散，托毒排脓，改善症状。

2.2　现代医学原理

国内外学者通过大量的临床观察，并借助现代科学技术手段，深入研究后，认为拔罐疗法的治疗原理，大致可归纳为以下几个方面。

（1）机械作用

拔罐疗法是一种刺激疗法，在拔罐时，由于罐内形成负压，具有相应的吸引力，从而使局部组织高度充血，红细胞破裂，表面瘀血，大量的血红蛋白释出，出现自身溶血现象，随即产生一种类组胺的物质，随体液周流全身，刺激各个器官，增强其功能活动，提高机体的抵抗力。

（2）温热作用

拔罐疗法对局部皮肤有温热刺激作用，尤以火罐、水罐、药罐最明显。温热刺激能使局部血管扩张，促进局部血液循环，加强新陈代谢，使机体内的废物、毒素加速排除，改变局部组织的营养状态，增强血管壁的通透性，增强白细胞及网状内皮细胞的吞噬能力，从而促使疾病好转。

（3）调节作用

此项作用是建立在前两种作用基础上的。首先是对神经系统的调节作用。即

由于拔罐的机械刺激，局部出现自身溶血现象，随即释放组胺和5-羟色胺等物质，通过神经-内分泌调节，引起局部和全身的应激反应，加强局部血流流动，改善全身血液循环。其次是调节局部循环，提高新陈代谢。拔罐疗法可调整微循环功能，促进局部血液循环加强，从而调节新陈代谢，改变局部组织营养，而且还能使淋巴循环加强，淋巴细胞的吞噬能力活跃，增强机体抵抗力，从而达到消除疾病，恢复身体各部的正常功能。另外，在拔罐疗法中有限度放血是一种良性刺激，其可以反射性调节使血管运动恢复正常，促进病变组织修复，最终能够提高机体免疫力，治疗疾病，保健强身。

3 拔罐的器具制备

3.1 常用的罐具

罐的种类繁多，从古代的兽角罐开始，逐渐发展为竹筒、陶瓷罐、金属罐、玻璃罐、塑料罐、橡胶罐，乃至电拔罐、经穴电动拔罐治疗仪等现代装置。目前最常用的有竹罐、陶瓷罐、玻璃罐等，很多医疗仪器店及药店有售。

(1) 兽角罐

兽角罐是以牲畜的角制成罐筒，多选用牛角、羊角制成，顶端磨成小孔，供排气用，为了不伤皮肤，底部角口磨平，使用时将兽角罐的罐口紧按在应拔皮肤上，用嘴吮吸其顶部的开口以形成负压，然后用半融的蜡或湿面团封闭。兽角罐是最古老的拔罐工具。目前，云南、贵州等地，仍有人用兽角拔罐。见图 1。

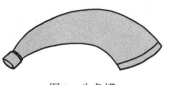

图 1　牛角罐

(2) 玻璃罐

玻璃罐是用耐热玻璃烧制而成，形如笆斗，肚大口小，口边外翻，用于火力排气法。优点是质地清晰透明，便于拔罐时在罐外直接观察局部皮肤的变化，由于可掌握出血量的多少，特别适用于刺络拔罐法。缺点是容易破碎、导热快。在医疗单位这种罐应用最多。此外，凡是口小且光滑、腔大、有吸附力的玻璃器皿均可以代替火罐应用。见图 2。

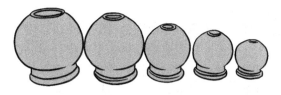

图 2　玻璃罐

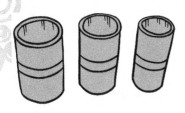

图3　竹罐

(3) 竹罐

竹罐用竹子制成，材料为坚固的细毛竹截成圆筒，一端留节为底，一端为罐口，中段略粗，两端略细，呈腰鼓状。其优点是取材容易，制作简便，轻巧价廉，不易损坏，且也可药熏，在南方多采用之。缺点是易燥裂漏气不易观察皮肤的变化。见图3。

(4) 陶瓷罐

陶瓷罐为陶罐和瓷罐的统称，一般不严格区分。多是用陶土烧制而成，大小不等，口底平，中间略向外展，形如瓷鼓。用于火力排气法。优点是价格低廉，吸附力大，缺点是质重易碎，无法观察罐内皮肤的变化。在北方农村应用较普遍。见图4。

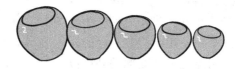

图4　陶瓷罐

(5) 挤气罐

挤气拔罐常见的有组合式和组装式两种。组合式是由玻璃喇叭筒的细头端套一橡皮球囊构成；组装式是装有开关的橡皮囊和橡皮管与玻璃或透明工程塑料罐连接而成。其优点是不用点火，不会烫伤，使用安全，方法简便，罐口光滑，便于观察。见图5。

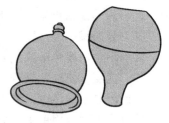

图5　挤气罐

(6) 抽气罐

抽气罐常用青、链霉素药瓶，将瓶底磨掉制成平滑的罐口，瓶口处的橡皮塞应保持完整，留作抽气用；医药商店的器械柜也有出售成品真空枪抽气罐，它是有机玻璃或透明工程塑料制成，形如吊钟，上置活塞便于抽气。其优点是不用点火，不会烫伤，使用安全，可随意调节罐内负压，控制吸力，便于观察等。它是家庭最适用的抽气拔罐。见图6。

(7) 金属罐

金属罐多以铜、铁、铝制成，状如竹罐。其优点是不易破碎，消毒便利。缺点是导热过快，成本价高，无法观察吸拔部位皮肤变化，故而现已很少应用。

（8）复合罐具

随着科学的发展，罐具配用治疗仪者越来越多。如罐内安装刺血器，也可在拔罐时接通电源，增加拔罐的温热效应，称为电热罐。另外，还有将红外线治疗仪、紫外线灯管、激光发生器、磁铁等放入罐内，形成红外线罐、紫外线罐、激光罐、磁疗罐等。

3.2　辅助材料

3.2.1　燃料

火罐是以火热作为排气手段的，常用的燃料有乙醇棉球和纸片。①乙醇棉球：常选用蘸有 75%~95% 乙醇溶液的棉球，在

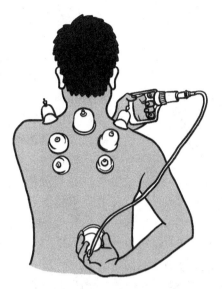

图 6　抽气罐

家庭拔罐无乙醇时，也可以用高度数的白酒代替。乙醇作为燃料具有热能高、火力旺，能迅速排出罐内空气，负压大，吸附力强等特点，当盖罐后火便速灭，不易烫伤皮肤。②纸片：纸片是拔罐较为常用的燃料，在应用中应该选择质薄易燃纸，而不选择厚硬及带色纸，因其燃点低，热力不足，影响排气，如有不慎，还会出现结炭坠落而烫伤皮肤，故一般不宜选用。

3.2.2　消毒清洁用品

乙醇脱脂棉球是常用的消毒清洁用品。拔罐前常用其清洁皮肤、消毒罐具，拔罐时用以燃火、排气。

3.2.3　针具

在拔罐治疗时，有时需要针罐、刺血罐等，所以有时需要准备毫针、三棱针、皮肤针等。

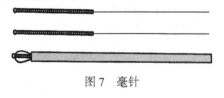

图 7　毫针

（1）毫针（图 7）

毫针古代"九针"之一，可用 18 号不锈钢丝制成，长短不一。用于刺血疗法的毫针，一般以 1 寸左右即可，适用于小儿及虚性病人。

（2）三棱针（图8）

三棱针由不锈钢制作，长约6厘米，分针体、针柄两部分，针柄呈圆柱形，针体呈三棱状，尖端三面有刃，针尖锋利。常用规格有大号、中号、小号三种。粗毫针、缝衣针、注射针头可代替三棱针。适用于成人及浅表静脉泻血，专为点刺和挑刺放血之用。

（3）梅花针（图9）

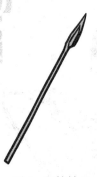
图8 三棱针

梅花针又名皮肤针、七星针。该疗法已有一千年的历史了。在《灵枢经》里"毛刺"、"扬刺"的描述跟梅花针治疗有许多相似之处。梅花针式样有好几种，由于针数多少的不同，名称也各异。古人把5根针捆成一束，很像梅花的样子，称梅花针；将7根针捆成一束的叫七星针；将18根针捆成一束的叫罗汉针。此外，由于刺得浅，所谓"刺皮不伤肉"，又称皮肤针。

梅花针有传统针和改良针两种。前者是将一根筷子，一端钻一小孔，将1~7枚针（一般用缝衣针）平齐穿入孔内，露出针身，用棉线捆扎固定即可；后者是针体前端安一螺丝帽，螺帽留一孔，将针穿入，再用螺丝固定。针尖不宜太

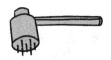
图9 梅花针

锐，应呈松针形。针柄要坚固而有弹性，全束针尖应平齐，防止偏斜、钩曲、锈蚀和缺损。近来又有用金属制成的筒状皮肤针——滚刺筒，具有刺激面积广、刺激量均匀、使用方便等优点。梅花针是在古代镵针的基础上演变而成的。《灵枢·九针十二原》："镵针者，头大末锐，去泻阳气"，"主热在头身也"。梅花针适宜浅刺皮肤泻血，一般按经络循行及神经、肌肉分布为依据，自上而下、自外而内的顺序叩刺出血。

3.2.4 润滑剂

拔罐疗法可以不用润滑剂，但对于一些特定的拔罐法需要一些介质作为润滑剂。润滑剂一般在接受治疗前涂在施术部位和罐口，以加强皮肤与罐口的密度，保持罐具吸力。一般选用凡士林、液状石蜡、植物油等做润滑剂。有时用走罐为提高疗效，还选用具有药性的油剂，如红花油、松节油、按摩乳等，以增强活血功能。使用润滑剂不仅能提高治疗效果，还有保护皮肤避免烫伤的作用。

3.2.5 药物

根据患者病情、可以选配一些草药煎汤，滤去杂质后使用，既可以起到润滑作用，又可针对患者病情作相应的治疗。

4 拔罐操作的技术规范

4.1 拔罐方法

拔罐方法是指将罐具吸拔在应拔部位的操作方法。常用的拔罐方法有以下几种。

4.1.1 以排气法分类

(1) 火罐法

利用热胀冷缩的原理，排去空气。即借燃烧时火焰的热力，排去罐内空气，使之形成负压而吸着于皮肤上，称火罐法。它是最常用的一种方法，一般疾病均可采用。常用的有下列几种操作方法：

1) 投火法（图10）：本法多用于侧面横拔位。操作时用软纸条稍折叠，或卷成纸卷（较罐的深度约长 2cm），点燃后烧去 3cm 左右时，迅速投入罐内，在火旺时立即将罐扣在应拔的部位，即可吸住。

2) 贴棉法（图11）：本法多用于侧面横拔位，但用于小型罐具时吸拔力较小。操作时用 0.5~1cm 的脱脂棉一块，四周拉薄后略蘸酒精，贴于罐内壁上中段点燃后迅速将罐子扣在选定的部位，即可吸住。

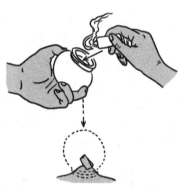

图 10　投火拔罐法

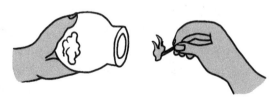

图 11　贴棉拔罐法

3) 滴酒法（图12）：本法适用于各种体位。操作时在罐内上中段滴乙醇数滴（也可用药酒），然后将罐横转 1~3 周，使乙醇均匀附于罐壁上（勿使乙醇黏到罐口，以免灼伤皮肤），点燃后手持

罐底迅速将罐扣在选定的部位，即可吸住。

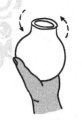
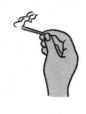

图12 滴酒拔罐法

4）闪火法（图13）：本法适用于各种体位及罐法，尤其适用需要连续拔罐的情况，在临床中最为常用。操作时用止血钳或镊子夹住乙醇棉球或纸片，点燃后伸入罐内旋转片刻，迅速抽出棉球或纸片，速将罐子罩在应拔的部位，即可吸住。需要较大的吸拔力时，可将燃烧的乙醇棉球在罐内上中段的罐壁旋转涂擦，使乙醇沾在罐壁上燃烧，然后迅速将棉球抽出并将罐扣在应拔部位。为提高效率，临床中常用细铁丝将纱布缠绕在7~8号的粗铁丝上，制成闪火器备用。操作时，将闪火器伸入乙醇瓶内蘸一下乙醇，然后轻轻挤压或甩出多余的乙醇，再点燃使用。每蘸一次乙醇，可连续拔多次罐，不用时吹灭即可。注意必须在乙醇即将燃尽时及时吹灭火焰，若需要继续拔罐时再重新蘸乙醇点燃。闪火器上的纱布烧得不完整时及时更换，以保证火力充足，并防止纱布脱落而导致烫伤。

5）架火法（图14）：本法适用于俯卧、仰卧的大面积部位及四肢肌肉丰厚的平坦部位，施术部位不平时，可在施术部位涂些凡士林，以利于黏着架火物品。然后用不易燃、不传热、直径2~3cm的物品，若用墨水瓶盖、药瓶盖等胶木或橘皮等物品，置于应拔部位的中心，再放一乙醇棉球于其上，点燃后立即将罐扣上。它的特点是不受燃烧时间的限制，吸拔力强，但适用部位受限制。方便等优点。（2）

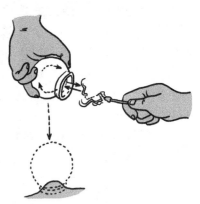

图13 闪火拔罐法

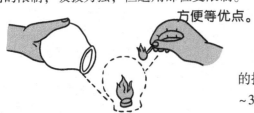

图14 架火拔罐法

是指用沸水煮罐以形成罐内负压的排气方法。先将竹罐放在沸水中煮2~3分钟（不宜超过5分钟），再用筷子或镊子将罐夹住（罐口朝下），将水液甩干净，迅速地用折叠的消毒湿毛巾捂一下罐口，吸去水液，立即将竹罐扣在应拔部位，扣罐后，手持竹罐按于皮肤约半分钟，使之吸牢。此法是民间常用的方法之一。

（3）抽气罐法

先将抽气罐紧扣于需要拔罐的部位上，用注射器从橡皮塞中抽出瓶内空气，使产生负压，即能吸住。或用抽气筒套在塑料罐活塞上，将空气抽出，即能吸住。它的优点是可以避免烫伤，操作容易掌握，负压的大小可以调整。常用的方法有以下几种。

1）空气唧筒排气法（图15）：将用青、链霉素空瓶1个（瓶口加盖橡皮塞，将瓶底切去，边缘磨平），紧贴皮肤扣于被拔部位，然后将10～20ml注射器针头穿过橡皮塞刺入瓶内，把瓶内空气抽出，使产生负压，即可将瓶吸住。

2）橡皮球排气罐排气法：用橡皮排气球连接罐具而成。操作者用一手将罐具底部紧按在应拔部位，用另一手不断挤压排气球，达到所需负压时停止挤压。橡皮球尾部若安装有开关旋钮时，排气前要打开旋钮，达到负压时再关闭旋钮。组合式罐具在排气时可以用一只手进行操作，达到所需负压时停止挤压并关闭气门，然后取下橡皮排气球。

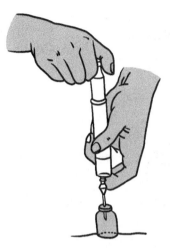

图15　空气唧筒排气法

3）电动吸引器排气法：首先通过接通电动吸引器的电源，启动机器，把负压控制旋钮顺时针方向调到最大负压值，用手掌将吸管口堵住，观察真空表，证实机器性能良好时，再将负压调节到所需数值即可应用。一般拔罐约需40～53.3kPa，可根据不同的需要调节负压值。使用时，将吸引管连接在罐具顶端的接口处进行排气，待罐内形成适宜负压时拔下吸引管即可。根据负压大小，具体部位和病情需要决定留置时间。

4.1.2　以拔罐形式分类

（1）单罐法

用于病变范围较小或明显压痛点。可按病变或压痛范围大小，选取适当口径的火罐，如胃病在中脘处拔罐；肱二头肌长头肌腱炎在肩内陵处拔罐；冈上肌腱炎在肩髃处拔罐等。

（2）多罐法

用于病变范围较广泛的疾病。可在病变部位吸拔数个乃至排列吸拔十数个罐，也称为"排罐法"。如某一肌束劳损时可按肌束位置成行排列拔罐。治疗某些内脏器官瘀血时，可按脏器解剖部位在相应体表纵横排列拔罐。

13

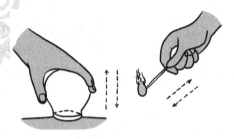

图 16 闪罐法

（3）闪罐法（图 16）

闪罐法指将罐吸拔在应拔部位后随即用腕力取下，反复操作至皮肤潮红为止的拔罐方法。若罐子已热，可换罐拔之。若连续吸拔 20 次左右，又称连续闪罐法。此法的兴奋作用较强，适用于肌肉萎弱、局部麻木或功能减退的虚弱病症。此法不仅可避免非治疗所需要的瘀斑，还增强了对某些病症的疗效，扩大了拔罐法的适应证范畴。

（4）留罐法

留罐法指将罐吸拔住后，在应拔部位留置一段时间，又称坐罐法。留罐时按皮肤表面的反应情况，又可以分为充血性罐（图 17）和瘀血性罐（图 18）。当上罐后留置时，达到皮肤潮红，即起罐，为充血性罐。达到皮下出血，皮肤有紫点或紫斑时，为瘀血性罐。对于某些不能用其他罐法的部位，可选用留罐法。如治疗肩周炎，后背可以摇罐，前胸则采用留罐。一般留置 5~10 分钟，吸力强的留罐时间短些，吸力弱的可以留罐时间长些。此法是临床常用方法之一。在背部拔多个罐时，宜遵照从上（头部方向）往下用留罐法的顺序，先拔上面，后拔下面，同时罐具型号也应当上面小，下面大。

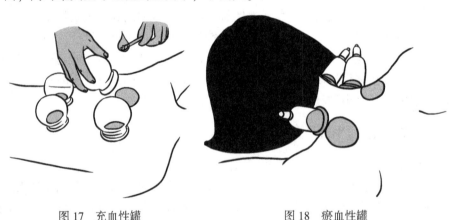

图 17　充血性罐　　　　　　　　图 18　瘀血性罐

（5）走罐法

走罐法是指将罐吸拔后在皮肤表面来回推拉。又称拉罐法、推罐法、行罐法、移罐法、旋罐法、滑罐法等（图 19）。走罐法操作前先在罐口或吸拔部分上涂一层润滑剂作为介质，再以闪火法或滴酒法将罐吸附于所选部位的皮肤上。然后，医者用左手扶住并拉紧皮肤，右手扶住罐底，用力在应拔部位上下或左右缓慢地来回推拉旋转移动；移动时，将罐具前进方向的半边提起，以另半边着力，一般腰背部宜垂直方向上下推拉，胸胁部宜沿肋骨走向平行推拉，肩部、腹部宜用罐具自转或在应拔部位旋转移动，四肢部宜沿长轴方向来回推拉。需加大刺激量时，可以在推拉旋转的过程中对罐具进行提、按，也可稍推拉或旋转即用力将罐取下重拔，反复操作多次，至所拔部位皮肤红润、充血，将罐起下。用水、香皂液、酒类等容易挥发的润滑剂时（用香皂液作润滑剂拔走罐时，又称滑罐法），应随时在前进方向涂擦润滑剂，以免因润滑剂不够引起皮肤损伤。此法适用于面积较大，肌肉丰厚部位，如脊背、腰臀、大腿等部位的酸痛、麻木、风湿痹痛等症。若吸附时间较长，皮肤隆起明显，则不易推移，强行推移则易撕破皮肤。过度肥胖、皮肤松弛者，应在火罐的上方压紧皮肤后推移。一般，走罐可先走督脉，再走夹脊，然后膀胱经，亦可以膀胱经为主（图20）。

　　走罐法操作的关键在于，当罐具吸拔住之后，立即进行推拉或旋转移动，不能先试探是否拔住，因证实拔住后就较难移动，用力过大会造成患者疼痛甚至皮肤损伤。在推拉旋转几次之后，才能补充润滑剂或停歇。此外，推拉旋转的速度宜缓慢，快则易致疼痛。每次推拉移动的距离不宜过长。

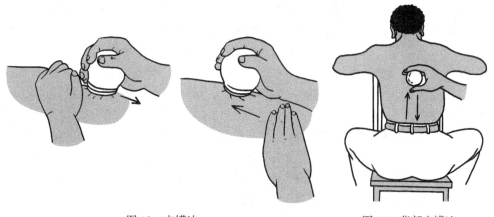

图19　走罐法　　　　　　　　　　　　　　图20　背部走罐法

（6）摇罐法

　　摇罐法是指先用闪火法将罐拔在皮肤上，然后均匀而有节奏地摇动吸拔在皮肤上的火罐。这样反复的牵拉，增加了对穴位或皮肤的刺激量同时也起到了按摩作用。摇罐时应注意用力要柔和，速度不宜过快，摇动的角度要适宜，太大容易把火罐摇掉或者病人不能耐受，太小达不到刺激量，起不到摇罐的作用。

4.1.3 以综合运用分类

(1) 针罐法

针刺拔罐应用非常普遍，掌握好针灸疗法，针刺前后配合拔罐，治疗的病症及疗效均会有所扩大。

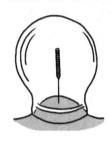

图21 针罐法

1) 留针罐法：在留针的过程中，加拔罐。即先在一定部位施行针刺，待施毕补泻手法达到一定刺激量后，将针留原处，再以针刺为中心，拔上火罐，以增加治疗效果的一种方法（图21）。此法能起到针罐配合，加强针刺效果的作用。用针罐法应该注意手法的掌握，防止滞针、断针。不宜使用过长过细的针，留在体外的针身、针柄不宜过长。此法多用于风湿痹痛。此法不得在胸、背部使用。

2) 刺络拔罐法：是刺络放血与拔罐配合应用的一种拔罐方法。是指用三棱针，皮肤针（梅花针、七星针等）刺激病变局部或小血管，使其潮红、渗血或出血，然后加以拔罐的一种方法。方法：先在局部刺络出血，然后再进行拔罐，留罐5~10分钟左右取下，再用干棉球擦净皮肤即可。此法在临床治疗中较常用，而且适用证广，见效快，疗效好，具有开窍泄热、活血祛瘀、清热止痛、疏经通络等功能。凡属实证、热证者，如中风、昏迷、中暑、高热、头痛、咽喉痛、目赤肿痛、麦粒肿、急性腰扭伤、痈肿、丹毒等，皆可用此法治疗。此外，对重症、顽症及病情复杂的病人也非常适用，如对各种慢性软组织损伤、神经性皮炎、皮肤瘙痒、神经衰弱、胃肠神经痛等疗效尤佳。

3) 火针拔罐法：通过将火针针尖烧红至发白，其高温速刺选定的腧穴或病位，勿过深，快速出针，出针后立即拔罐5~10分钟，能够造成病变局部完全开放，再加上火罐强力的吸附作用，使局部毒邪与恶血尽数裹挟而出，受损局部得到新血充分濡养从而达到止痛和愈病之功。注意避开血管、神经及颜面等暴露部位。本法适用于寒湿性关节炎、良性结节肿块等，有温经散寒、软坚散结的作用。

(2) 药罐法

药罐法是拔罐法与中药疗法相结合的一种治疗方法。用中药煎煮竹罐后吸拔，称煮药罐，或在罐内存贮药液，称贮药罐。

1) 煮药罐法（图22）：将配制成的药物装入布袋内，扎紧袋口，放入清水煮至适当浓度，再将竹罐投入药汁内煮，利用高热排除罐内空气，造成负压，使竹罐吸附于施术部位，这样通过拔罐的操作，有利于药物的渗入和吸收，以温通经络，祛风除湿，舒筋止痛。在临床上可根据患者的病情不同辨证选择不同的中草药。具体操作方法是用特大号的陶瓷锅或一种特制的电煮药锅，先将中药用纱布包好，放入锅中，加入适量的水煎煮，煎出药性后，将竹罐或木罐放入煎好的中药中，煮10分钟左右（一般可根据药性决定煮沸时间），再用镊子或筷子将罐夹出，迅速用干净的干毛巾捂住罐口，以便吸去药液，降低罐口温度，保持罐内的热气，趁热迅

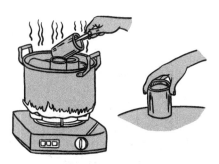

图22　煮药罐法

速将罐扣在所选部位，手持竹罐稍加按压约半分钟，使之吸牢即可。本法的优点是温热作用好，可起到罐与药的双重作用，多用于风寒湿痹证。药罐法常用于治疗感冒、咳嗽、哮喘、风湿痛、溃疡病、慢性胃炎、消化不良、牛皮癣等。所用的药液，可根据病情灵活改变，一般多选用性味辛温，具有活血止痛作用的中药制成。

2）贮药罐法：在抽气罐内或玻璃罐内事先盛贮一定量的药液，药液量约为罐的1/3～2/3，使吸在皮肤上。常用药为辣椒水、两面针酊、生姜汁、风湿酒等。常用于风湿病、哮喘、咳嗽、感冒、溃疡病、慢性胃炎、消化不良、牛皮癣等。贮药罐法有利于药物更多地被皮肤吸收。用药不同，药效各异，局部作用更为明显，兼有拔罐、药物的双重作用。

4.2　起罐法

起罐（又称脱罐）的常用方法是用一手轻按罐具向一侧倾斜，用另一手指按压罐口处的肌肉，使罐口与皮肤之间形成空隙，空气进入罐内则罐自落，不可硬拉或旋转罐具，以免损伤皮肤（图23）。用橡皮排气球抽气罐时，打开气门使空气进入罐内，则罐具脱落。用电动吸引器抽气罐时，将连接罐具的吸引管拔下则罐具脱落，还要放松负压控制旋钮，关闭电源。

在背部拔多个罐时，宜按顺序先上后下起罐。用贮水或药液拔罐时，需注意防止液体漏出，特别是应拔部位为水平面（如患者俯卧位，在其背部拔罐）时，应先将拔罐部位调整为侧位再起罐，也可在罐的一侧涂少许温水（如腰部拔罐时，在腰的左侧或右侧涂水），然后将罐移向涂水的一侧，将罐口从朝下的方向转为朝上再起罐。针刺与拔罐法配合应用时，起罐后若针孔出血，宜用消毒干棉球拭净。拔罐与割治、挑治法配合应用时，起罐后，宜用消毒敷料覆

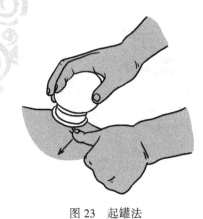

图23　起罐法

盖伤口。用自动起罐器起罐时，放松气嘴处的螺丝帽；用抽气排气法拔罐，放松阀门即可。

起罐后用纱布轻轻拭去罐斑处的小水珠，嘱患者避免擦伤罐斑处的皮肤。若有瘙痒，切不可搔抓。一般情况下，罐斑处的紫绀色可于几天内消失。治疗疮痈等症时，常会拔出脓血，应预先在罐口周围填以脱脂棉或纱布，以免起罐时脓血污染衣服、被褥等物品；起罐后擦净脓血并对伤口进行适当处理。应用走罐法起罐后应擦净润滑剂。

4.3　吸拔部位选择

（1）就近拔罐

就近拔罐即在病痛处拔罐，也就是在阿是穴处拔罐。这是由于病痛之所以出现，是因为局部经络功能之失调，如经气不通所致。在病痛处拔罐，就可以调整经络功能，使经气通畅，通则不痛，从而达到治疗疾病的目的。

阿是穴是中医以病痛局部或敏感反应点作为针灸治疗部位的腧穴，又称天应穴、不定穴。《灵枢·经筋》说："以痛为输"，即根据痛的部位来定位。阿是穴这一名称，是《备急千金要方》开始提出来的。它既无具体的穴名，又无固定的位置，临床上多用于疼痛性病症。阿是穴在疾病诊断上也有一定参考价值，如在足三里下1~2寸间有明显压痛，结合临床右下腹部疼痛等体征，有助于阑尾炎的诊断。

（2）远端拔罐

远端拔罐就是在远端病痛处拔罐。这远端部位的选择是以经络循环为依据，刺激经过病变部位经络的远端或疼痛所属内脏的经络的远端，以调整经气，治疗疾病。如牙痛拔合谷，胃腹疼痛拔足三里，颈椎疼痛拔足三里等。

（3）特殊部位拔罐

某些穴位具有特殊的治疗作用，因此，可根据病变特点来选择拔吸部位。如：大椎、曲池、外关等有退热作用。如治疗发热时，可以在上述部位处拔罐。内关对心脏有双向调节作用，如心跳过缓、过急可以选择此穴。

（4）中间结合，强调脊椎

颈椎部是指颈椎到胸椎的部位，主要治疗头部、颈部、肩部、上肢及手部的病变和功能异常。如头晕、头痛、颈椎病、落枕、肩周炎、手臂肘腕疼痛等。

胸椎上部是指第一胸椎到第六胸椎的部位。主要治疗心、肺、气管、胸廓的病变。如心悸、胸闷、气短、咳喘、胸痛等病症。

胸椎下部是指第七胸椎到第十二胸椎的部位，主要治疗肝、胆、脾、肠等器官的痛症。如肝区胀痛、胆囊炎、消化不良、急慢性胃炎、肠炎、腹痛、便秘等病症。

腰椎部是指腰椎以下的腰椎部，主要治疗肾、膀胱、生殖系统、腰部、臀部、下肢各部位的病变。如肾炎、膀胱炎、痛经、带下、阳痿、腰椎增生、椎间盘脱出、坐骨神经痛、下肢麻痹、瘫痪、疼痛等病症。

5　拔罐技术的操作规程

5.1　术前准备

5.1.1　心理准备

在治疗过程中，除了仔细询问病史、详细检查及耐心治疗外，术者的态度也起着重要作用。如果态度不严肃，精神不集中，让患者感到厌烦，不能坚持治疗，影响疗程。有的医师对患者态度不好，不耐心解释，在语言上，给患者一种不良刺激，引起患者反感，对治疗效果也有一定影响，故术者要细心耐心、详细解释、态度和蔼、精神集中，争取患者的合作，才能达到治好疾病的目的。

为了取得患者的积极配合，在治疗前，应向患者进行必要的解释，包括刺激的疼痛、病程、疗程、疾病的预后等，尤其对初诊患者，更加必要，以免患者产生恐惧心理，或不愿意接受本疗法的治疗，或不能连续治疗而影响效果。

5.1.2　物品准备

拔火罐时需要准备治疗盘、火罐数个、95%酒精棉球、血管钳1把、打火机；走罐时需要准备凡士林油膏等润滑剂；使用药罐时需要准备药物等；使用针罐时需要准备针灸用具等。此外，还应当准备治疗皮肤损伤、晕罐等意外情况的药品和器械。

5.1.3　体位选择

病人的体位正确与否，关系着拔罐的效果。正确的体位使病人感到舒适，肌肉能够放松，施术部位可以充分暴露。体位的选择原则，一是尽量采取病人自然舒适，又能持久的体位；二是便于操作。现将临床常用的体位介绍如下。

(1) 卧位

应用范围广泛，常用的有仰卧位、俯卧位和侧卧位。对于初诊、年老体弱、小儿和有过敏者、小儿或瘫痪患者均采用卧位。

1) 仰卧位：患者自然平卧于床上，双上肢平放于身体两侧或放于腹部。取头面部、前胸、前肋间、腹部、上肢掌侧、下肢前侧及手足部位的穴位时均可以采用此体位。如图24所示。

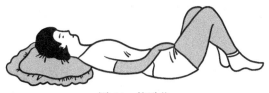

图 24　仰卧位

2）俯卧位：患者俯卧于床上，颌下垫一薄垫，两臂抱于薄垫上或平放于身体两侧，这是常用的体位。取头颈、肩背、腰骶部及下肢后侧诸穴时可采用此体位。如图 25 所示。

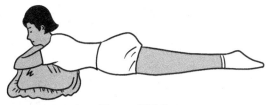

图 25　俯卧位

3）侧卧位：令患者侧卧于治疗床上，同侧下肢呈屈曲状，对侧的腿自然伸直，双上肢屈曲放于身体的前侧，适用于周身除接触床的各个部位。如图 26 所示。

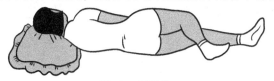

图 26　侧卧位

（2）坐位

1）俯伏坐位：患者坐于一方凳上，头部俯伏于前方桌子上。适用于后颈部、肩部、背部、腰部、骶部、臀部、髂嵴部、后肋间、后头部等。如图 27 所示。

2）正坐位：患者直身起坐，适用于头项部、背部、上肢及膝部。如图 28 所示。

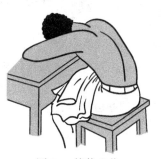

图 27　俯伏坐位

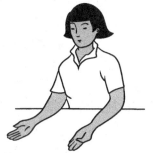

图 28　正坐位

5.1.4 清洁吸拔部位

在选好的治疗部位上先用毛巾浸温水洗净患部，再以干纱布擦干，为防止发生烫伤，一般不用酒精或碘酒消毒，不过要待皮肤干燥后再行拔罐（水煮法、抽气法、蒸气法不在此限）。如因治疗需要，必须在有毛发的地方或毛发附近拔罐时，为防止引火烧伤皮肤造成感染，应行剃毛。

若应拔部位凸凹不平或有多头痛、溃疡等，宜采用面垫法；若患部因疮疡而干硬者，宜预先用消毒湿毛巾浸软，可以避免拔罐时疼痛，而且能吸拔得深入、彻底。如果因治疗需要，必须在有毛发的地方或毛发附近拔罐时，应预先剃除毛发，然后在应拔部位涂适量的凡士林或采用面垫；如患者不愿剃或不能剃时，也可试用热肥皂水将毛发、皮肤洗净后涂适量的凡士林或垫面垫拔罐。

5.1.5 选择罐具

根据所选拔罐部位的面积大小，患者体质强弱，以及病情而选用大小适宜的玻璃罐、竹罐及其他罐具等。若用闪火法，应当准备几个备用罐，以便在罐口烧热时能及时更换。在寒冷季节拔玻璃或陶瓷罐时，为避免患者有寒凉感觉，应预先将罐在火上烘烤（只能烤罐的底部，不可烤罐口，以防烫伤），当罐与皮肤温度相近时再拔罐。

5.2 操作方法

以下以拔火罐为例，介绍拔罐操作方法。

1）仔细检查病人，明确临床诊断，根据病情决定拔罐方法（有禁忌证情况忌用）。

2）术前患者必须休息半小时，以消除疲劳和紧张，饭后半小时内或饥饿等均不宜施术。在施术前半小时内禁止吸烟、喝酒，以免发生晕罐。对患者说明施术过程，解除其恐惧心理，增强其治疗信心。

3）检查应用的药品、器材是否齐备堪用，并一一擦净，按次序排列好。检查拔罐的部位和患者体位是否合适。检查罐口是否光滑和有无残角破口。

4）术者施术前要做好手指的消毒。

5）暴露需拔罐部位（选择肌肉较为丰满、平整处），需要走罐者在拔罐部位薄薄涂上凡士林油膏。

6）用血管钳夹取95%酒精棉球，点燃。

7）左手持罐，罐口向下，右手持燃有酒精棉球之血管钳，迅速伸入罐内绕一圈，立即抽出，同时将罐扣按在所选部位上。

8）待罐内皮肤隆起并呈红紫现象，留置 10~15 分钟。

9）起罐时，左手轻按罐子，向左倾斜，右手食、中二指按准倾斜对侧罐口的肌肉处，轻轻下按，使罐口漏出空隙，透入空气，吸力消失，罐子自然脱落。

10）拔罐后除留罐外，尚可在火罐吸着后，进行闪罐、走罐等操作。

5.3 护理方法

1）拔罐时应使病人保持舒适位置，拔罐部位须平整，肌肉较丰满。骨骼突出、毛发较多处不宜拔罐。

2）拔罐前应仔细检查罐口是否光滑，罐体有无裂痕，以免损伤皮肤，或中途罐体破裂、漏气。

3）根据需拔罐的部位，选择大小适宜的火罐。拔罐动作需稳、准、快，点燃之棉球切勿烧烤罐口，以免烫伤皮肤。

4）留罐期间，应为病人加盖衣被以免受凉。并应观察罐内皮肤隆起程度及皮色变化，既要防止吸力不够，火罐脱落，影响疗效，又要避免因拔罐时间过长、吸力过大而出现较大水疱。

5）拔出脓、血者，应用无菌棉球清洗干净，并覆盖无菌纱布，若局部出现较大水疱，则以无菌针头刺破水疱下缘，抽出渗出液，涂以龙胆紫。必要时覆盖无菌纱布，防止感染。

6）凡高热抽搐、癫狂、出血疾病、皮血过敏、溃烂处、水肿及大血管处、孕妇的腹部、腰骶部均不宜拔罐。

6 拔罐技术的适应证与禁忌证

6.1 适应证

本技术治疗疾病的范围相当广泛，凡内科、儿科、妇科、伤外科、皮肤科和五官科等各科诸多疾病均可治疗，而且见效快、疗效高。对各科140多种常见多发病和部分疑难病，都有较好的疗效。

(1) 内科、儿科病证

头痛，偏头痛，腹痛，胃脘痛，急性腹泻，急性细菌性痢疾，便秘，呃逆，恶心，呕吐，神经麻痹，痉挛，胃及十二指肠溃疡，消化不良，结肠易激症候群，阳痿，早泄，遗精，感冒，中暑，高血压病，冠心病，阵发性心动过速，甲状腺功能亢进，风湿性和类风湿性关节炎，神经衰弱，咳嗽，支气管哮喘，尿频，小儿麻痹后遗症，遗尿等。

(2) 神经、精神疾病

单纯性晕厥，神经衰弱，面神经炎，面肌痉挛，坐骨神经痛，脑血管意外后遗症，多发性神经炎，肋间神经痛等。

(3) 外科、妇产科病证

急性扭挫伤，腰痛，肩关节周围炎，颈椎病，落枕，肌肉扭伤，骨折迟缓愈合，淋巴结炎，淋巴结核，腱鞘炎，急性单纯性阑尾炎，单纯性胆囊炎，手术后腹胀，手术后及产后尿潴留，急性乳腺炎，月经不调，带下病，痛经，绝经前后诸证，功能性子宫出血等。

(4) 五官科、皮肤科及其他

鼻炎，耳鸣，听力减退，神经性耳聋，牙痛，近视，屈光不正，麦粒肿，视神经萎缩，急性扁桃体炎，脱发，神经性皮炎，丹毒，多汗症，皮肤瘙痒症，单纯性肥胖症，脂肪瘤以及许多老年疾病等。

6.2 禁忌证

1）因全身发热引起的头痛、头目昏重、抽搐、痉挛。

2）高度神经质、狂躁不安不合作者。

3）肌肉瘦削或露骨不平及毛发多之处。

4）有出血倾向的疾病，如血友病、血小板减少性紫癜、咯血以及白血病等。

5）中度或重度心脏病、心力衰竭者。

6）全身高度浮肿者（水肿病）。

7）孕妇腰腹部。

8）皮肤高度过敏者；各种皮肤病及溃疡；施术部位皮肤破损溃烂者；外伤骨折者；或有静脉曲张、癌肿、恶病质、皮肤丧失弹性者。

9）活动性肺结核、妇女月经期。

10）大血管附近、浅显动脉分布处及瘢痕处。

7 拔罐技术的优势与注意事项

7.1 优势

(1) 易被接受

由于刮痧、针灸等刺激使病人痛楚难忍，且又费时，而拔罐技术既可减轻病人疼痛，又可节省时间，容易被患者所接受。

(2) 简便易学

拔罐治病是刺激人体一定的体表部位、穴位或经脉循行路线而达到治病的目的。拔罐部位广泛，即使取穴，也不像针刺取穴那么难，只要掌握拔罐技术的基本知识，注意消毒和手法运用，十分简便易学，适合基层单位普及应用和城乡家庭使用或自疗，民间许多非医务人员也能掌握和使用本疗法治病，而且效果很好。

(3) 制备简单

拔罐疗法不需要有复杂高端的医疗器械和现代医学的检查诊断设备，所用罐具构造简单，一般选用口小肚大，罐口平滑的玻璃瓶或陶瓷罐即可。

(4) 适应广泛

拔罐对内、外、妇、儿、皮肤、五官各科不少病证均有显著疗效。它不仅能治疗消化、呼吸、神经、运动、心血管、泌尿等系统的病症，而且能治疗神经衰弱、自主神经功能紊乱等功能性疾病，还能治疗某些器质性病变，以及病毒、细菌感染性疾病。对急性腹泻、神经性疼痛、急性扭伤、落枕、头痛等疗效更为明显。

(5) 效果显著

拔罐技术，不管是用于急性疾病，还是慢性疾病，也不管是内科或外科病证，都有较好的疗效。凡临床用之，有时常会收到意想不到的效果，一般只需要治疗几次，病就好了，即使慢性久治不愈的病人，只要耐心坚持治疗，亦多获奇效。所以本疗法的治疗效果是不可低估的，而且见效快、疗效高。

(6) 强身健体

拔罐疗法不仅可以治疗疾病，也是一种健身防病的方法，健康人长期施用，或病愈后进行调理，可以保持皮肤健康，增强体质，精力充沛，身心舒畅，产生抗病和防御能力，起到无病能防、有病能治的效果，从而达到祛病延年益寿的目的。在进行健身防病时，应着重调理脾胃，保精护肾。临诊时选取健脾补肾有关部位或穴位进行调理，因为脾胃为后天之本，是人体运化吸收营养精微物质的重要器官，食物是供给身体营养的来源，如果饮食不节，饥饱失常，就会引起肠胃功能紊乱和损伤，致使食物不能及时被消化吸收，机体得不到营养而发病；另外肾为先天之本，藏精气，它既是生殖孕育功能的源泉，又是人体生长发育的基础，肾气之衰亡，是人体衰老的根本原因。在正常情况下，坚持拔罐治疗，还能改善皮肤的营养，使苍白松弛干燥的皮肤，变得红润而富有弹性，起到延缓衰老和美容之作用。

(7) 方便及时

由于本技术简便易行，疗效显著，不仅很多医疗部门使用，而且可作家庭互疗或自疗之用，如此既可节省治病时间，又可及早把病治好，即使就诊，也即到即用。由于本疗法方便及时，正符合中医"治未病"的学术思想。正因为如此，所以广大人民既乐意接受本疗法治疗，也喜用本疗法自疗或互疗，本疗法日益受到人们的重视和欢迎。

(8) 经济实惠

本技术的最大特点，就是不花钱或少花钱也能治好病。一般疾病，仅用本疗法治疗即可，尤其对一些慢性病，如高血压病、关节炎、支气管哮喘、神经衰弱等病，在特殊情况下，即使有的需配合某些药物治疗，也多是常用中草药，有的可以自行采集，或为厨房用品，取材甚便，所以大大减轻了患者的经济负担，而且节省药品，如仅按单用拔罐治疗的慢性疾病计算一下，一年能为国家节省很多药品。在药物缺乏的地区，特别是边远农村山区，更适用本技术。

(9) 安全可靠

本技术比针灸疗法更加安全，它没有弯针、折针、滞针等顾虑。拔罐因其构造简单，成本低廉，操作时又不需要复杂的辅助工具，所以能在很大程度上减轻患者的负担。而且拔罐技术只刺激皮肤，不深入体内，治疗时一般不会有危险发生，即使初学者手法不熟练，只要手法不过重一般不会有安全事故发生。

7.2 注意事项

1）拔罐时，必须保持室内温暖，避开风口，防止受凉。

2）医者应根据所拔部位的不同而选择适当罐具。在使用多罐时，罐具排列的距离一般不宜太近，否则因皮肤被罐具牵拉会产生疼痛，同时因罐子互相排挤，也不宜拔牢。在应用走罐时，不能在骨突出处推拉，以免损伤皮肤，或罐具漏气脱落。

3) 患者宜选用舒适体位, 不要随便移动。局部皮肉如有皱褶、松弛及体位移动等, 罐易脱落。

4) 初次治疗及体弱、易紧张、年老等易发生意外反应的患者, 宜选用小罐具, 且应拔的罐数少, 宜用卧位。随时观察患者的面色、表情, 以便及时发现和处理意外情况。

5) 拔罐期间主要询问患者的感觉, 观察患者局部及全身反应。患者感觉拔罐部位发热、发紧、发酸、凉气外出、思眠入睡为正常得气现象; 若感觉紧、痛较明显或灼热感, 应及时取下罐重拔; 拔后无感觉为吸拔力不足, 应重拔。患者有晕厥征兆, 如头晕、恶心呕吐、面色苍白、四肢发凉、呼吸急促、脉细数等症状时, 应及时取下罐具, 使患者平卧, 取头低脚高体位。轻者喝些开水, 静卧片刻即可恢复。重者可针刺百会、人中、内关、合谷等穴; 或重灸关元、气海、百会等穴; 必要时服用速效救心丸等急救药品。

6) 病情重、病灶深及疼痛性疾病, 拔罐时间宜长; 病情轻, 病灶浅及麻痹性疾病, 拔罐时间宜短。拔罐部位肌肉丰厚, 时间可略长; 拔罐部位肌肉薄, 如胸部, 拔罐时间宜短。气候寒冷时拔罐时间适当延长; 天热时则相应缩短。血管浅显处拔罐时间宜短。罐数目多时, 罐具间的距离不宜太近, 以免罐具牵拉皮肤产生疼痛或因罐具间互相挤压而脱落。

7) 拔罐后一般局部皮肤会呈现红晕或紫红色瘀血斑, 此为正常现象, 可自行消退, 如局部瘀血严重者, 不宜在原位再拔。若罐口处出现烫伤、烧伤为事故, 而治疗需要拔出水疱或血疱则不属于事故。皮肤过敏或水肿患者拔罐后容易出现水疱, 应事先交代清楚, 小水疱则应注意防止擦破, 可不处理, 任其自然吸收; 也可涂少许甲紫, 或用乙醇消毒后, 覆盖消毒干敷料。非治疗需要的大水疱可用消毒毫针刺破放出液体, 也可用消毒注射器抽出疱内的液体, 然后敷依沙吖啶纱布, 再用消毒干敷料覆盖并固定。治疗需要的水疱则应注意保护, 由其自然吸收, 因其渗出液的自然吸收过程对于增强免疫功能有很大的临床意义。

应用投火法拔罐时, 火焰须旺, 动作要快, 使罐口向上倾斜, 避免火源掉下烫伤皮肤。应用闪火法时, 棉花棒蘸酒精不要太多, 以防酒精滴下烧伤皮肤。用贴棉法时, 须防止燃着棉花脱下。用架火法时, 扣罩要准确, 不要把燃着的火架撞翻。用煮水罐时, 应甩去罐中的热水, 以免烫伤病人的皮肤。

8) 治疗的间隔时间, 主要根据病情决定。慢性病或病情缓和的, 一般隔日1次, 也可隔2日或3~5日1次。病情急者一般每日1次, 如急性胃肠炎、感冒等病, 也可1日2次, 甚至3次。一般1个疗程为12次, 若不愈, 可休息5~7日, 再继续治疗。若患者感觉疲劳应休息几日再拔。如连续几天拔罐治疗, 应注意适当轮换拔罐的位置。

9）竹制煮罐长短要适宜，过长则重量大、易脱落，过短则吸拔力不足。拔贮水罐要防止水液漏出。有知觉障碍者，不宜应用竹制煮罐。

10）留针拔罐时，宜选用透明罐具，以便随时观察局部变化。要防止因肌肉收缩发生弯针、折针现象，避免将针撞到深处造成损伤，胸背部腧穴均宜慎用。

11）起罐时手法宜轻缓、平稳，勿硬拉或者旋动，以免造成皮肤损伤。起罐后局部若潮红、瘙痒，不要乱抓，经几小时或数日即可消散。

12）拔罐放血时，为便于观察，宜选用透明罐具。在应用刺血拔罐时，针刺皮肤出血的面积，要等于或略大于火罐口径。出血量须适当，达到治疗所需要的出血量即应起罐，每次总量成人以不超过 10ml 为宜。拔瘀血或脓肿时，若流出缓慢、皮肤有皱褶凹陷，说明瘀血或脓液基本拔出，当及时起罐。

8 拔罐技术的反应及处理

8.1 正常反应

　　不论采用何种方法将罐吸附于施治部位由于罐内的负压吸拔作用，局部的组织可隆起于罐口平面以上，病人觉得局部有牵拉发胀感，或感到发热、发紧、凉气外出、温暖、舒适等，这都是正常现象。起罐后，或应用闪罐、走罐后治疗部位出现潮红（或紫红）皮疹点等，均属拔罐疗法的罐后治疗效应，待1至数天后，可自行恢复，不需做任何处理。

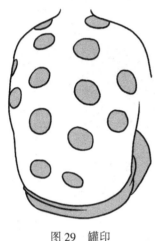

图29　罐印

　　拔罐后的印迹说明患病的程度。罐印紫黑而黯，是有血瘀和受寒的标志（见图29）。如走罐出现大面积黑紫印迹时，提示外感风寒。如印迹数日不退，常表示病程已久，需要多治疗一段时间。罐印呈散在紫癜，深浅不一，为气滞血瘀之证。罐印淡紫发青伴斑块，提示气虚血瘀。罐印鲜红，提示阴虚火旺。吸拔后，没有罐印或虽有但起罐后立即消失，恢复常色者，提示病邪尚轻。但肥胖和贫血的病人，也常常没有吸拔印迹。被吸拔的部位在5分钟内，出现明显的吸拔体征，说明该部位就是有病的部位。在背部大面积走罐后，如有红色小点集中于某穴位附近，提示该穴位所在脏腑异常。

　　拔罐后如果患者感到拔罐区异常紧而痛，或有烧灼感受，则应立即拿掉火罐，并检查皮肤有无烫伤，患者是否过度紧张，术者手法是否有误，或罐子吸力是否过大等，根据具体情况予以处理。如此处不宜再行拔罐，可另选其他部位。针后拔罐或刺络（刺血）拔罐时，如罐内有大量出血（超过治疗要求的出血量），应立即起罐，并用消毒棉球按住出血点。

8.2　异常反应

（1）晕罐

1）症状：头晕目眩，面色苍白，恶心欲吐，呼吸急促，心慌心悸，四肢发凉，伴有冷汗，脉沉细、血压下降；严重者，口唇、指甲青紫，神志昏迷，仆倒在地，二便失禁，脉微细欲绝。

2）原因：空腹或过度疲劳、剧吐、大汗之后；心情过于紧张；体质虚弱；手法过重，刺激量大，时间过长，皆可晕罐。

3）处理：应立即将罐取下，使患者平卧，喝些热开水，稍重者可针刺十宣、人中，或指压人中，常可恢复常态（见图30）。继续平卧休息15分钟后，才能离开治疗室。

4）预防：术者应注意观察和询问，若大饥大渴，应令进食，稍休息后再做治疗；神情紧张者应做解释，消除顾虑，不可勉强，

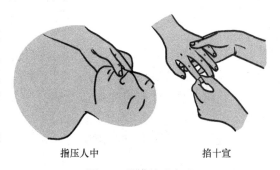

指压人中　　　　掐十宣

图30　晕罐处理方法

手法宜轻；初次拔罐者拔罐时间宜短，负压力量宜小，手法宜轻，同时宜选择卧位，随时注意观察患者的反应，一旦发现患者出现不适，应立即处理，防患于未然。

（2）血肿

1）症状：针罐出针拔罐后，刺血部位皮下出血引起肿痛，继而皮肤出现青紫色等现象。

2）原因：刺血时损伤小血管或皮肉受损，特别是针尖弯曲带钩更易发生；针口封闭，血液流出不畅，部分瘀血积蓄或拔罐时间过长。

3）预防：行针前，检查针具是否带钩；在施术时血管处应避免使用重刺激手法叩刺，施术后如出血较多应用消毒棉球压迫止血。

4）处理：少量的皮下出血或局部小块青紫，一般不作处理，可自行消退。若局部肿胀疼痛较剧，青紫面积较大，叮嘱患者24~48小时内先作冷敷，48小时后热敷，以促进局部血肿消散吸收。

（3）水疱

1）症状：拔罐以后，罐印部位常出现水疱（图31）。

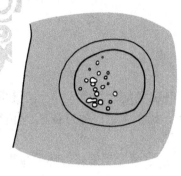

图31　拔罐后水疱

2）原因：常因拔罐时间过长、吸拔力过大所致。但发生水疱并不完全是坏事，有的时候临床上还故意采用发疱疗法，能提高疗效。

3）预防：拔罐时吸拔力不宜过大，时间不宜过长，最好用玻璃罐拔罐，便于随时观察有无水疱的出现。

4）处理：常规碘酊或酒精消毒后，用一次性注射器在水疱的边缘刺入，将水抽出来，然后涂以紫药水即可。如果合并感染，可服用抗生素。

（4）烫伤

1）症状：轻则皮肤发红，重则皮肤起疱灼痛。

2）原因：拔火罐时罐口受热，或不慎将酒精滴在皮肤上。

3）预防：拔火罐时避免罐口受热；其次医生操作手法要熟练，避免发生酒精散落。

4）处理：水疱的处理同前所述。

下篇

拔罐技术的临床应用

1 感冒

1.1 感冒概述

1.1.1 概念

感冒是感受触冒风邪，邪犯卫表而导致的常见外感疾病，临床表现以恶寒、发热、鼻塞、流涕、喷嚏、咳嗽、头痛、全身不适、脉浮为其特征。

此病四季均可发病，但以冬春为多。感受当令之气而病情轻者多称为伤风、伤风感冒、冒风或冒寒。病情重者多与感受非时之邪有关，为重伤风。

1.1.2 病因病机

(1) 中医病因病机

六淫病邪风、寒、暑、湿、燥、火均可为感冒的病因，因风为六气之首，"百病之长"，故风为感冒的主因。六淫侵袭有当令之时气和非时之气。由于气候突变，温差增大，感受当令之气，如春季受风，夏季受热，秋季受燥，冬季受寒等病邪而病感冒；再就是气候反常，春应温而反寒，夏应热而反凉，秋应凉而反热，冬应寒而反温，人感"非时之气"而病感冒。六淫之邪可单独致感冒，但常常是互相兼夹为病，以风邪为首，冬季夹寒，春季夹热，夏季夹暑湿，秋季夹燥，梅雨季节夹湿邪等。由于临床上以冬、春两季发病率较高，故而以夹寒、夹热为多见而成风寒、风热之证。

感冒的病位在肺卫，其基本病机是外邪影响肺卫功能失调，导致卫表不和，肺失宣肃，尤以卫表不和为主要方面。卫表不和，故见恶寒、发热、头痛、身痛、全身不适等症；肺失宣肃，故见鼻塞、流涕、喷嚏、喉痒、咽痛等症。

由于四时六气不同，人体素质之差异，在临床上有风寒、风热和暑热等的不同证候，在病程中还可见寒与热的转化或错杂。感受时行病毒者，病邪从表入里，传变迅速，病情急且重。

(2) 西医病因病理

感冒有普通感冒与时行感冒之分，中医感冒与西医学感冒基本相同，普通感冒相当于西医学的普通感冒、上呼吸道感染，时行感冒相当于西医学的流行性感冒。

急性上呼吸道感染约有 70%~80% 由病毒引起。主要有流感病毒（甲、乙、丙）、副流感病毒、呼吸道合胞病毒、腺病毒、鼻病毒、埃可病毒、柯萨奇病毒、麻疹病毒、风疹病毒。细菌感染可直接或继病毒感染之后发生，以溶血性链球菌为多见，其次为流感嗜血杆菌、肺炎球菌和葡萄球菌等，偶见革兰阴性杆菌。其感染的主要表现为鼻炎、咽喉炎或扁桃腺炎。

当有受凉、淋雨、过度疲劳等诱发因素，使全身或呼吸道局部防御功能降低时，原已存在于上呼吸道或从外界侵入的病毒或细菌可迅速繁殖，引起发病，尤其是老幼体弱或有慢性呼吸道疾病如鼻旁窦炎、扁桃体炎者，更易罹病。

1.1.3 临床表现

感冒起病较急，骤然发病，无潜伏期（或潜伏期极短）。病程短，少者 3~5 天，多者 7~8 天。以肺卫症状为主症，如鼻塞、流涕、喷嚏、咳嗽、恶寒、发热、全身不适等。症状表现呈多样化，以鼻咽部痒、干燥、不适为早期症状，继则喷嚏、鼻塞、鼻涕或疲乏、全身不适等，轻则上犯肺窍，症状不重，易于痊愈；重则高热、咳嗽、胸痛，呈现肺卫证候。

时行感冒起病急，全身症状较重，高热，体温可达 39~40℃，全身酸痛，待热退之后，鼻塞流涕、咽痛、干咳等肺系症状始为明显。重者高热不退，喘促气急，唇甲青紫，甚则咯血，部分患者出现神昏谵妄，小儿可发生惊厥，出现传变。

1.1.4 临床诊断

（1）中医诊断

1）根据气候突然变化，有伤风受凉、淋雨冒风的经过，或时行感冒正流行之际。

2）起病较急，病程较短，病程 3~7 天，普通感冒一般不传变。

3）典型的肺卫症状，初起鼻咽部痒而不适，鼻塞、流涕、喷嚏、语声重浊或声嘶、恶风、恶寒、头痛等。继而发热、咳嗽、咽痛、肢节酸重不适等。部分患者病及脾胃，而兼有胸闷、恶心、呕吐、食欲减退、大便稀溏等症。

4）时行感冒呈流行性发病，多人同时发病，迅速蔓延。起病急，全身症状显著，如高热、头痛、周身酸痛、疲乏无力等，而肺系症状较轻。

5）四季皆有，以冬春季为多见。

（2）西医诊断

1）血象：病毒性感染见白细胞计数正常或偏低，淋巴细胞比例升高。细菌感染有白细胞计数与中性粒细胞增多和核左移现象。

2）病毒和病毒抗原的测定：视需要可用免疫荧光法、酶联免疫吸附检测法、血清学诊断法和病毒分离和鉴定，以判断病毒的类型，区别病毒和细菌感染。细菌培养判断细菌类型和药敏试验。

3）根据病史、流行情况、鼻咽部发炎的症状和体征，结合周围血象和胸部X线检查可作出临床诊断。

1.2 拔罐技术在感冒中的应用

技术一

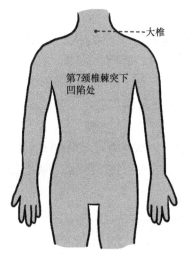

图 32 大椎穴

拔罐部位 风门、肺俞、大椎穴。

操作规程 患者坐位或俯卧位，选择大小适宜的真空罐或火罐，拔于上述穴位上，留罐5~10分钟。

操作间隔 每日1次，至痊愈为止。

主治 风寒感冒。症见恶寒重，发热轻，无汗，头痛，肢节酸疼，鼻塞声重，时流清涕，喉痒，咳嗽，吐稀薄色白痰，舌苔薄白，脉浮或浮紧等。

附

大椎穴：背部正中线上，第7颈椎棘突下凹陷中。见图32。

肺俞穴：第三胸椎棘突旁开1.5寸，是足太阳膀胱经第13个穴位。见图33。

风门穴：位于背部，当第2胸椎棘突下，旁开1.5寸。见图34。

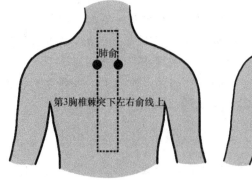

图 33 肺俞穴

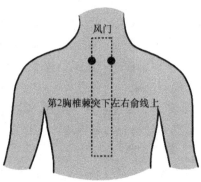

图 34 风门穴

技术二

拔罐部位 风门、肺俞、大椎、合谷、尺泽、曲池穴。咽喉肿痛加孔最、天突；头痛甚者加太阳、印堂；身热甚者，加曲泽、委中。

操作规程 患者坐位或俯卧位，选择大小适宜的真空罐或火罐，拔于上述穴位上，留罐5～10分钟，每日1次，至痊愈为止。

主治 风热感冒。症见发热，微恶风寒，或有汗，鼻塞喷嚏，流稠涕，头痛，咽喉疼痛，咳嗽痰稠，舌苔薄黄，脉浮数等。

附

合谷穴：位于手背，第1、2掌骨间，当第2掌骨桡侧的中点处。见图35。

尺泽穴：位于肘横纹中，肱二头肌腱桡侧凹陷处。

曲池穴：屈肘成直角，在肘横纹外侧端与肱骨外上髁连线中点。见图36。

孔最穴：位于前臂掌面桡侧，当尺泽与太渊连线上，腕横纹上7寸。

天突穴：位于颈部，当前正中线上胸骨上窝中央。

太阳穴：在耳郭前面，前额两侧，外眼角延长线的上方。

印堂穴：位于前额部，当两眉头间连线与前正中线之交点处。

曲泽穴：在肘横纹中，当肱二头肌腱尺侧缘。见图37。

委中穴：腘横纹中点，当股二头肌腱与半腱肌肌腱的中间。

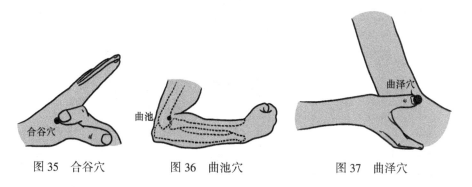

图35 合谷穴　　　　图36 曲池穴　　　　图37 曲泽穴

技术三

拔罐部位 取背部督脉及两侧足太阳膀胱经内侧循行线（图38）。

操作规程 采用走罐法，患者俯卧，在背部涂上适量按摩乳或油膏，选择大小适宜的火罐，用闪火法将罐吸拔于背部，然后沿背部督脉及两侧足太阳膀胱经内侧循行线，做上下来回走罐，以皮肤潮红为度，然后将火罐留于大椎穴5～10分钟，起罐后将背部油膏擦干净。隔日1次。

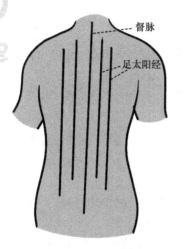

图 38　督脉及足太阳膀胱经在背部循行部位

主治　各型感冒。

技术四

拔罐部位　大椎、肺俞。

操作规程　患者坐位或俯卧位，选择大小适宜的真空罐或火罐，拔于上述穴位上，留罐 5~10 分钟，每日 1 次，症状好转后改为隔日 1 次。

主治　风寒感冒。

技术五

拔罐部位　大椎穴。

操作规程　刺血后拔罐：用三棱针点刺大椎穴 3~5 下，然后立即拔罐，使拔出少量血液，起罐后擦净皮肤上的血液，用碘伏棉球消毒即可，局部避水，以防感染。也可大椎区采用发疱拔罐疗法，如果起水疱，起罐挑破放水处理后再拔 10~15 分钟，疗效显著。

主治　流行性感冒或感冒发热。

2 慢性支气管炎

2.1 慢性支气管炎概述

2.1.1 概念

慢性支气管炎是气管、支气管黏膜及其周围组织的慢性非特异性炎症。临床上以咳嗽、咳痰为主要症状，每年持续 3 个月，连续 2 年或 2 年以上。急性发作期主要是控制感染、镇咳祛痰和平喘。

2.1.2 病因病机

(1) 中医病因病机

主要病机为肺脏虚弱、肺失宣肃；其病位在肺、脾、肾；病性虚实夹杂，虚以气虚为主，或兼阴虚；痰饮停聚为实，日久夹瘀。

(2) 西医病因病理

本病的病因尚不完全清楚，可能是多种因素共同作用的结果。

1）有害气体和有害颗粒：如香烟、烟雾、粉尘、刺激性气体。这些理化因素可损伤气道上皮细胞，导致气道净化功能下降。并刺激黏膜下感受器，副交感神经功能亢进，使气管平滑肌收缩，腺体分泌亢进，气道阻力增加。

2）感染因素：病毒、支原体、细菌等感染是慢性支气管炎发生发展的重要原因之一。感染因素造成气道黏膜损伤和慢性炎症。病毒感染以流感病毒、鼻病毒、腺病毒和呼吸道合胞病毒为多见。细菌常继发于病毒感染，常见病原体为肺炎链球菌、流感嗜血杆菌、卡他莫拉菌和葡萄球菌。

3）其他因素：如免疫、年龄和气候等均与慢性支气管炎有关。

2.1.3 临床表现

起病缓慢，病程长，反复急性发作导致病情加重。

(1) 症状

1）咳嗽：一般晨间咳嗽为主，睡眠时有阵咳和排痰。随着病情发展，咳嗽终年不愈。

2）咳痰：一般为白色黏液性或浆液泡沫性，偶可带血。清晨排痰较多，起床后和体位变动可刺激排痰。

3）气短或喘息：喘息明显者常称为喘息性支气管炎，部分可能合并支气管哮喘。若伴有肺气肿时可表现为活动后气短。

（2）体征

早期多无任何异常体征，急性发作期可在背部或肺底部闻及散在干、湿啰音，咳嗽排痰后啰音可减少或消失。如合并哮喘，可闻及广泛哮鸣音并伴呼气延长。

（3）实验室检查

1）X线：早期无异常。反复发作后，可表现为肺纹理增粗、紊乱，呈网格或条索状、斑点状阴影，以双下肺明显。

2）呼吸功能检测：早期无异常。病情进展可出现小气道阻塞，最大呼吸流速-容量曲线在75%和50%肺容量时，流量明显降低。

3）血液检查：细菌感染时偶可出现白细胞总数和（或）中性粒细胞增高。

4）痰液检查：急性发作期可培养出致病菌。

2.1.4 临床诊断

1）临床上以咳嗽、咳痰为主要症状，或伴有喘息，每年发病持续3个月，并连续2年或2年以上（临床上虽有咳嗽、咳痰、喘息症状，并连续2年或2年以上，但每年发病持续不足3个月的患者，若有明确的客观依据，如X线、肺功能等也可诊断）。

2）排除具有咳嗽、咳痰喘息症状的其他疾病。

符合以上2条，可诊为慢性支气管炎。

2.2 拔罐技术在慢性支气管炎中的应用

技术一

拔罐部位 肺俞。

操作规程 常规消毒，用三棱针点刺肺俞约1~2mm，范围要小于罐口，然后用双手挤出鲜血1~2滴后，用中号玻璃罐在该处用闪火法拔罐，留罐5~10分钟。隔日治疗1次，10次为1个疗程。

技术二

拔罐部位 取第1~10胸椎两旁的膀胱经内侧循行线。

操作规程 先涂以液体石蜡或姜汁，然后采用走罐法，以皮肤潮红为度，3~5日治疗1次，5次为1个疗程。

技术三

拔罐部位 肺俞、定喘、中府、膏肓、膻中。

操作规程 常规消毒，用梅花针轻度叩刺上述穴位，以叩刺处皮肤红润、轻微渗血为度，然后闪火拔罐 5~10 分钟。隔日治疗 1 次，10 次为 1 个疗程。

附

定喘穴：卧位或正坐低头，穴位于后正中线上，第七颈椎棘突下大椎穴，旁开 0.5 寸处。见图 39。

中府穴：胸前壁的外上方，云门穴下 1 寸，前正中线旁开 6 寸，平第 1 肋间隙处。见图 40。

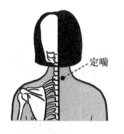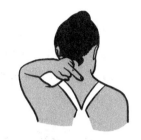

图 39　定喘穴

膏肓穴：位于背部，当第 4 胸椎棘突下，旁开 3 寸。见图 41。

膻中穴：在前正中线上，两乳头连线的中点。见图 42。

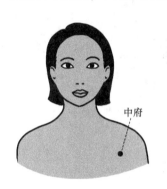

图 40　中府穴

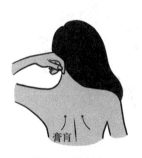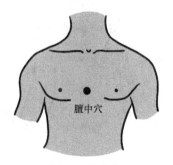

图 41　膏肓穴　　　　　　图 42　膻中穴

技术四

拔罐部位 ①大椎、肺俞、中府；②身柱、脾俞、肾俞、膻中。

操作规程 每次1组，采用单纯罐法，或梅花针叩刺后拔罐，留罐5~10分钟，1~2日治疗一次。

附

身柱穴：第3胸椎棘突下凹陷中。见图43。

脾俞穴：第11胸椎棘突下，旁开1.5寸。见图44。

肾俞穴：在第2腰椎棘突旁开1.5寸处。见图45。

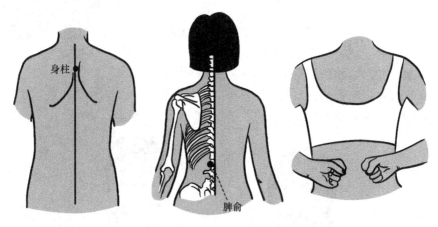

图43 身柱穴　　　　　　　　图44 脾俞穴

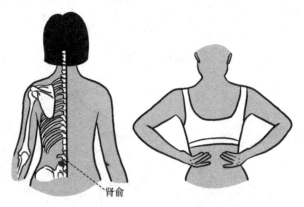

图45 肾俞穴

3 哮喘

3.1 哮喘概述

3.1.1 概念

哮喘（支气管哮喘）是一种以嗜酸粒细胞、肥大细胞、T 细胞、中性粒细胞、气道上皮细胞和细胞组分参与的气道变应性炎症和气道高反应性（BHR）为特征的疾病。易感者对此类炎症表现为不同程度的可逆性气道阻塞症状。临床上表现为反复发作性伴有哮鸣音的呼气性呼吸困难、胸闷或咳嗽，可自行或治疗后缓解。

3.1.2 病因病机

（1）中医病因病机

本病与中医学的"哮病"相类似。哮病是由于宿痰伏肺，遇诱因或感邪引触，以致痰阻气道，肺失肃降，痰气搏击所引起的发作性痰鸣气喘疾患。发作时喉中哮鸣有声，呼吸气促困难，甚至喘息不能平卧为主要表现。

哮病发作的基本病理变化为"伏痰"，每因外感、饮食、情志、劳倦等诱因而引触，邪气触动停积之痰，痰随气升，气因痰阻，痰气壅塞于气道，气道狭窄挛急，通畅不利，肺气宣降失常而喘促，痰气相互搏击而致痰鸣有声。

哮病发作时的病理环节为痰阻气闭，以邪实为主。由于病因不同，体质差异，又有寒哮、热哮之分。哮因寒诱发，素体阳虚，痰从寒化，属寒痰为患则发为冷哮；若因热邪诱发，素体阳盛，痰从热化，属痰热为患则发为热哮。

（2）西医病因病理

过敏体质、遗传因素、神经因素为发病的主要病因，呼吸道感染、理化刺激（油漆、油烟、煤气）、气候变化、精神因素为诱发因素。

其病理特征为支气管反应性增强，导致支气管平滑肌痉挛，黏膜充血水肿，管腔内充满大量黏液，支气管平滑肌增厚，黏膜下腺体肥大、增生，嗜酸粒细胞浸润和纤毛上皮的损伤、脱落、哮喘缓解后可恢复正常。晚期可并发阻塞性肺气肿。

3.1.3 临床表现

1）根据有无过敏原和发病年龄的不同，临床上分为外源性哮喘和内源性哮喘。外源性哮喘常在童年、青少年时发病，多有家族过敏史，为Ⅰ型变态反应。内源性哮喘则多无已知过敏原，在成年人发病，无明显季节性，少有过敏史，可能由体内感染灶引起。

2）发作性伴有哮鸣音的呼气性呼吸困难，发作性胸闷或咳嗽。有些青少年表现为运动时出现胸闷和呼吸困难（运动性哮喘）。

3）胸部过度充气，广泛哮鸣音，呼气相延长。严重哮喘可出现心率增快、奇脉、胸腹反常运动、发绀，甚至不出现哮鸣音。合并呼吸道感染时，肺部可闻湿啰音。

4）非发作期可以没有阳性体征。

3.1.4 临床诊断

1）反复发作的喘息、呼吸困难、胸闷、咳嗽，多有诱因。

2）发作时双肺弥漫性哮鸣音，以呼气相为主，呼气相延长。

3）治疗后可缓解或自行缓解。

4）症状不典型者至少应有以下的一项阳性：

①支气管激发试验或运动试验阳性。②支气管舒张试验阳性（经吸入 β_2 肾上腺素受体激动剂，FEV_1 增加 15% 以上，且 FEV_1 增加绝对值>200ml）。③呼气流量峰值（PEF）日内变异率或昼夜波动率 20%。

5）除外其他疾病。

3.2 拔罐技术在哮喘中的应用

技术一

拔罐部位 主要穴位：肺俞、风门；辅助穴位：丰隆、尺泽。

操作规程 选准穴位，常规消毒，用三棱针点刺所选穴位 2~3 下，见轻微渗血后，闪火拔罐，留罐时间为 5 分钟。隔日治疗 1 次，10 次为 1 个疗程。

附

丰隆穴：丰隆穴位于人体的小腿前外侧，外踝尖上八寸，条口穴外，距胫骨前缘二横指（中指）。见图 46。

尺泽穴：位于肘横纹中，肱二头肌肌腱桡侧凹陷处。见图 47。

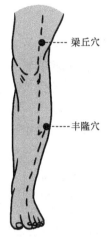

图 46　丰隆穴

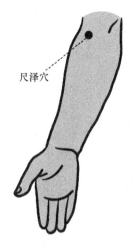

图 47　尺泽穴

技术二

拔罐部位　主要穴位：大椎、定喘（双）、肺俞（双）；辅助穴位：脾虚痰多者加脾俞、中脘、丰隆；气喘者可加天突、膻中、肾俞。

操作规程　常规消毒，用梅花针重度叩刺大椎及双侧定喘、肺俞穴，使叩刺处有血液渗出；轻度叩刺脾俞、肾俞等穴位。然后在上述穴位加拔火罐 5~10 分钟，起罐后用消毒干棉球擦净血液。中脘、丰隆、天突、膻中等辅助穴位可同时用毫针针刺。每日治疗 1 次，待症状缓解后，可隔日 1 次，改用中度或轻度叩刺加拔火罐，10 次为 1 个疗程。

附

天突穴：位于颈部，当前正中线上胸骨上窝中央。见图 48。

中脘穴：位于人体上腹部，前正中线上，当脐中上 4 寸。见图 48。

技术三

拔罐部位　天突、膻中、肺俞。喘甚加定喘，发热加大椎，痰多加丰隆，气虚加脾俞、肾俞、气海、关元。

操作规程　实喘可采用刺络拔罐法，或药罐法，每日 1 次治疗。虚喘可采用针刺后拔罐法，或

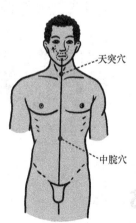

图 48　天突穴、中脘穴

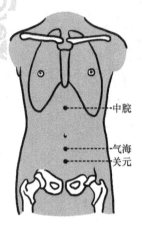

图 49　气海穴、关元穴

拔罐后敷药法，2 日治疗 1 次。

附

气海穴：位于下腹部，前正中线上，当脐中下 1.5
寸。取穴时，可采用仰卧的姿势，气海穴位于人体的
下腹部，直线连结肚脐与耻骨上方，将其分为十等分，
从肚脐 3/10 的位置，即为此穴。见图 49。

关元穴：在脐中下 3 寸，腹中线上。关元穴具有培
元固本、补益下焦之功。见图 49。

技术四

拔罐部位　胸 2~9 华佗夹脊穴、肺俞、心俞。

操作规程　胸 2~9 华佗夹脊穴，毫针刺，留针 20
分钟；再选肺俞、心俞，用三棱针点刺 5~7 下，用闪
火拔罐 10 分钟，以出血 2~3ml 为度。隔日 1 次，6 次为 1 个疗程。

附

华佗夹脊穴：第一胸椎至第五腰椎，各椎棘突下旁开 0.5 寸。见图 50。

心俞穴：心俞穴位于第五胸椎棘突旁开 1.5 寸。见图 51。

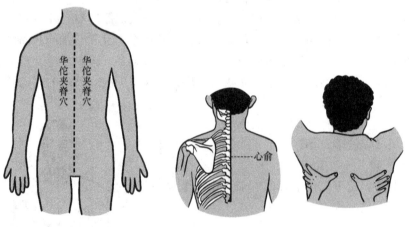

图 50　华佗夹脊穴　　　　　　　图 51　心俞穴

技术五

拔罐部位　大椎、中府、膻中、肺俞、肾俞。

操作规程　每次取上述穴 2~3 个，采用单纯罐法，或梅花针叩刺，三棱针
点刺出血拔罐 15~20 分钟。每日或隔日 1 次。

4 失眠

4.1 失眠概述

4.1.1 概念

失眠是指无法入睡或无法保持睡眠状态，导致睡眠不足。又称入睡和维持睡眠障碍，为各种原因引起入睡困难、睡眠深度或频度过短、早醒及睡眠时间不足或质量差等。

4.1.2 病因病机

(1) 中医病因病机

中医学称本病为"不寐"、"目不瞑"、"不得卧"。是由于情志、饮食内伤，或病后及年迈，禀赋不足，心虚胆怯等病因，引起心神失养或心神不安，从而导致经常不能获得正常睡眠。治宜疏肝泻热、滋阴降火、宁心安神、调和气血。

(2) 西医病因病理

现代医学认为本病病因主要是精神因素，如焦虑、紧张、惊恐、消化不良、还有高血压、动脉硬化等均易导致大脑皮层调节功能失衡，而以兴奋占优势，破坏了高级神经正常规律而出现失眠。

4.1.3 临床表现

症状轻重不一，轻者仅表现入睡困难，到后半夜才能睡着或睡眠不深，易惊易醒，亦有入睡容易，半夜早醒，醒后不能再睡。还伴有心悸、多梦、头重、精神不振、记忆力减退等全身症状。

4.1.4 临床诊断

1) 睡眠时间、深度的不足以及不能消除疲劳、恢复体力与精力。
2) 入睡困难，或寐而不酣，时寐时醒，或醒后不能再寐。
3) 彻夜不寐。

以上有任何一项或几项都可以进行诊断。

4.2　拔罐技术在失眠中的应用

技术一

拔罐部位　督脉经线和足太阳膀胱经第一侧线（从项至腰部）。

操作规程　患者俯卧位，常规消毒，用梅花针自上而下叩打督脉经线和足太阳膀胱经第一侧线，每条经叩 3~5 遍，至皮肤潮红轻微渗血为度；然后闪火拔罐，留罐时间为 5~10 分钟。隔日治疗 1 次，10 次为 1 个疗程。

技术二

拔罐部位　华佗夹脊穴（从项至腰部）。

操作规程　患者俯卧位，常规消毒，用梅花针自上而下从项至腰部叩刺 3~5 分钟，刺激量以患者可以耐受为度，叩至皮肤潮红隐隐出血为度；然后闪火拔罐，留罐时间为 5~10 分钟。隔日治疗 1 次，10 次为 1 个疗程。

技术三

拔罐部位　神门、三阴交、内关。心肾不交加心俞、肾俞、太溪；心脾两虚加心俞、厥阴俞、脾俞、足三里、安眠；肝郁化火加肝俞、曲池、太冲；痰热内扰加丰隆、足三里、安眠。

操作规程　采用单纯罐法，心肾不交型及心脾两虚型可用留针拔罐法，肝郁化火型及痰热内扰型可用刺络拔罐法。留罐 15~20 分钟，每日 1 次，10 次为 1 个疗程。

　　附

神门穴：腕横纹尺侧端，尺侧腕屈肌腱的桡侧凹陷处。见图 52。

三阴交穴：在小腿内侧，当足内踝尖上 3 寸，胫骨内侧缘后方。可健脾益血、调肝补肾、安神。见图 53。

足三里穴：位于外膝眼下四横指、胫骨边缘。是"足阳明胃经"的主要穴位之一，是一个强壮身心的大穴，传统中医认为，按摩足三里有调节机体免疫力、增强抗病能力、调理脾胃、补中益气、通经活络、疏风化湿、扶正祛邪的作用。见图 54。

太冲穴：位于足背侧，第一、二跖骨结合部之前凹陷处。见图 55。

内关穴：位于前臂正中，腕横纹上 2 寸，在桡侧屈腕肌腱同掌长肌腱之间取穴。见图 56。

太溪穴：位于足内侧，内踝后方与脚跟骨筋腱之间的凹陷处。刺激本穴具有滋阴益肾，壮阳强腰效果。见图57。

厥阴俞穴：足太阳膀胱经穴，在背部，当第4胸椎棘突下，旁开1.5寸，心包的背俞穴。见图58。

安眠穴：经外奇穴，在翳风穴与风池穴连线的中点。见图59。

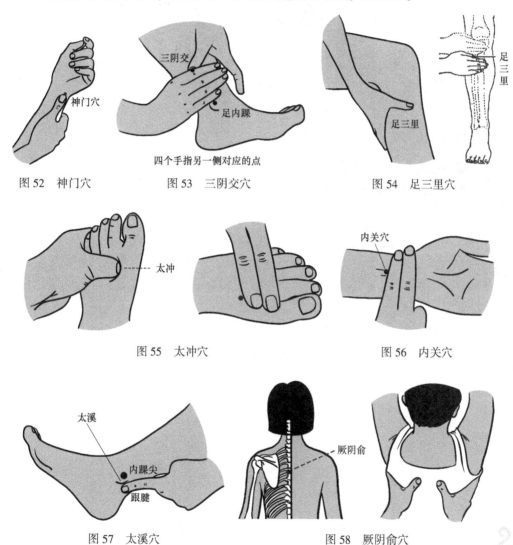

图52　神门穴　　　　图53　三阴交穴　　　　　图54　足三里穴

图55　太冲穴　　　　　　　　　　图56　内关穴

图57　太溪穴　　　　　　　　图58　厥阴俞穴

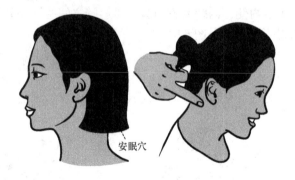

图 59 安眠穴

技术四

拔罐部位 心俞、膈俞、肾俞。

操作规程 先按摩，再拔罐 20 分钟。

5 高血压

5.1 高血压概述

5.1.1 概念

高血压病是指在静息状态下动脉收缩压≥140mmHg和（或）舒张压≥90mmHg增高，常伴有脂肪和糖代谢紊乱以及心、脑、肾和视网膜等器官功能性或器质性改变，导致高级神经中枢功能失调引起的全身性疾病，晚期可出现心、脑、肾器官病变。分原发性和继发性两种。原发性高血压是指病因未明，以血压升高为主要表现的一种独立疾病，约占高血压病人的90%。继发性高血压，系作为某种疾病的一种症状出现，如肾脏、内分泌、颅脑疾病而发生的高血压，又称症状性高血压。

5.1.2 病因病机

（1）中医病因病机

中医学将本病归属"头痛"、"眩晕"、"肝风"等范畴。中医学认为，高血压病是由于机体阴阳平衡失调产生的结果。阴虚为本，阳亢为标，病变与五脏有关，最主要涉及心、肝、肾，在标为肝，在本为肾，临床表现以肝肾阴虚或肝阳上亢为主要症状，以阴损于前，阳亢于后为主要特点，到了病程后期，发展为阴阳两虚。

（2）西医病因病理

病因未明。半数患者有家族史，可能与遗传倾向、长期紧张、饮食中的钠盐含量过高、肥胖体型、吸烟、酗酒、不良环境刺激、内分泌因素等有关。上述内外因素综合导致大脑皮质的兴奋与抑制过程失调，皮质血管调节中枢形成了以血管收缩神经冲动占优势的兴奋灶，使全身细小动脉痉挛，外周血管阻力增加，导致血压升高；久则管壁增厚变硬，在中等及大动脉内出现脂质沉积，形成粥样斑块，多发于冠状动脉、脑动脉、肾动脉、下肢动脉。

5.1.3 临床表现

本病早期约半数病人无明显症状，常在体检时偶然发现。常见症状主要有头痛头晕、失眠烦闷、心悸耳鸣、注意力不集中、烦躁易怒、记忆力减低、腰酸疲乏、颈项强直等。随着病情发展，后期则多累及心、脑、肾、眼底等。器质性损害和功能障碍，引起高血压性心脏病、高血压脑病、肾功能减退或尿毒症等。

5.1.4　临床诊断

按 WHO 的标准，人体正常血压为收缩压≥140mmHg 和（或）舒张压≥90mmHg，即可诊断为高血压。根据血压升高水平，又进一步将高血压分为 1~3 级，目前我国采用的血压分类和标准见表 1。正常人的收缩压随年龄增加而升高，故高血压病的发病率也随着年龄的上升而升高。

诊断高血压时，必须多次测量血压，至少有连续两次舒张压的平均值在 90mmHg 或收缩压≥140mmHg 以上才能确诊为高血压。仅一次血压升高者尚不能确诊，但需随访观察。

表 1　血压分类表

血压的类别	收缩压（mmHg）	舒张压（mmHg）
正常血压	<120	<80
正常高值	120~139	80~89
高血压	≥140	≥90
1 级高血压（轻度）	140~159	90~99
2 级高血压（中度）	160~179	100~109
3 级高血压（重度）	≥180	≥110
单纯收缩期高血压	≥140	<90

5.2　拔罐技术在高血压病中的应用

技术一

拔罐部位　曲池、风门、足三里。肝火亢盛型加太阳、阳陵泉；心虚阳亢型加肝俞、肾俞、三阴交、太冲；肾精不足型加血海、关元、阴陵泉、太溪、复溜。

操作规程　采用单纯罐法，或刺络拔罐法；阴虚阳亢型采用单纯罐法，或水罐法，也可用针刺后拔罐法；肾精不足型采用单纯罐法，或留针拔罐法，均留罐 15~20 分钟，每日或隔日 1 次，10 次为 1 个疗程。

附

阳陵泉：在小腿外侧，当腓骨头前下方凹陷处。是筋之会穴，为筋气聚会之处。是治疗筋病的要穴，特别是下肢筋病，临床较为常用。具有舒筋和壮筋的作用。见图60。

血海穴：属足太阴脾经，屈膝时位于大腿内侧，髌底内侧上2寸，当股四头肌内侧头的隆起处。见图61。

阴陵泉穴：足太阴脾经之合穴，位于小腿内侧，膝下胫骨内

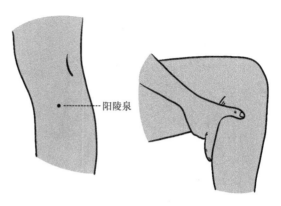

图60　阳陵泉穴

侧凹陷中，与阳陵泉相对（或当胫骨内侧髁后下方凹陷处）。有清利湿热，健脾理气，益肾调经，通经活络功用。见图62。

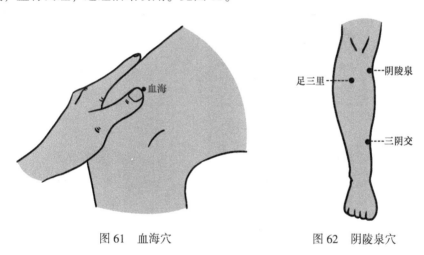

图61　血海穴　　　　　　　　　　图62　阴陵泉穴

技术二

拔罐部位　肝俞、筋缩。

操作规程　用梅花针叩刺出血，然后用闪火法拔罐5~10分钟，以拔出瘀血2~3ml为度。

附

筋缩穴：隶属督脉，在背部，当后正中线上，第9胸椎棘突下凹陷中。见

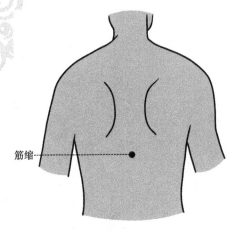

筋缩

图 63 筋缩穴

图 63。

技术三

拔罐部位 第 7 颈椎至骶尾部督脉及其两侧膀胱经内侧循行线。

操作规程 采用走罐法至皮肤紫红为度，有心脏病或肾病者，走罐后于心俞、志室穴上闪罐 4~5 次，然后，取曲池、足三里、三阴交穴施以针刺后拔罐法，留罐 10 分钟，每日 1 次，10 次为 1 个疗程。

技术四

拔罐部位 肝俞穴（双侧）。

操作规程 患者取俯卧位，常规消毒，用梅花针中强度叩刺穴上述穴位出血，然后闪火拔罐，留罐时间为 5~10 分钟，每穴吸拔出血量 2~3ml。每周治疗 2 次，8 次为 1 个疗程。

6 心悸

6.1 心悸概述

6.1.1 概念

心悸是因外感或内伤，致气血阴阳亏虚，心失所养；或痰饮瘀血阻滞，心脉不畅，引起以心中急剧跳动，惊慌不安，甚则不能自主为主要临床表现的一种病证。

6.1.2 病因病机

1）体虚久病：禀赋不足，素体虚弱，或久病失养，劳欲过度，气血阴阳亏虚，以致心失所养，发为心悸。

2）饮食劳倦：嗜食膏粱厚味，蕴热化火生痰，或伤脾滋生痰浊，痰火扰心而致心悸。劳倦太过伤脾，或久坐卧伤气，引起生化之源不足，而致心血虚少，心失所养，神不潜藏，而发为心悸。

3）七情所伤：平素心虚胆怯，突遇惊恐或情怀不适，悲哀过极，忧思不解等七情扰动，触犯心神，心神动摇，不能自主而心悸。

4）感受外邪：风寒湿三气杂至，合而为痹，痹证日久，复感外邪，内舍于心，痹阻心脉，心之气血运行受阻，发为心悸；或风寒湿热之邪，由血脉内侵于心，耗伤心之气血阴阳，亦可引起心悸。或邪毒内扰心神，心神不安，也可发为心悸，如春温、风温、暑温、白喉、梅毒等病，往往伴见心悸。

5）药物中毒：药物过量或毒性较剧，损害心气，甚则损伤心质，引起心悸，如附子、乌头，或西药锑剂、洋地黄、奎尼丁、肾上腺素、阿托品等，当用药过量或不当时，均能引发心动悸、脉结代等证候。

心悸的病位主要在心，但其发病与脾、肾、肺、肝四脏功能失调相关。如脾不生血，心血不足，心神失养则动悸。脾失健运，痰湿内生，扰动心神，心神不安而发病。肾阴不足，不能上制心火，或肾阳亏虚，心阳失于温煦，均可发为心悸。肺气亏虚，不能助心以主治节，心脉运行不畅则心悸不安。肝气郁滞，气滞血瘀，或气郁化火，致使心脉不畅，心神受扰，都可引发心悸。

6.1.3 临床表现

心悸的基本证候特点是发作性心慌不安，心跳剧烈，不能自主，或一过性、阵发性，或持续时间较长，或一日数次发作，或数日一次发作。常兼见胸闷气短，神疲乏力，头晕喘促，甚至不能平卧，以至出现晕厥。其脉象表现或数或迟，或乍疏乍数，并以结脉、代脉、促脉、涩脉为常见。

6.1.4　临床诊断

1）自觉心慌不安，心跳剧烈，神情紧张，不能自主，心搏或快速，或心跳过重，或忽跳忽止，呈阵发性或持续不止。

2）伴有胸闷不适，易激动，心烦，少寐多汗，颤动，乏力，头晕等。中老年发作频繁者，可伴有心胸疼痛，甚至喘促，肢冷汗出，或见晕厥。

3）常由情志刺激、惊恐、紧张、劳倦过度、饮酒饱食等原因诱发。

4）可见有脉象数、疾、促、结、代、沉、迟等变化。

5）心电图、血压、X 线胸部摄片等检查有助于明确诊断。

6.2　拔罐技术在心悸中的应用

技术一

拔罐部位　神道、心俞、脾俞。
操作规程　采用刺络拔罐法，每日 1 次，10 次为 1 个疗程。

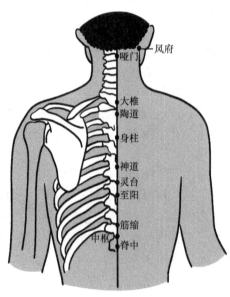

图 64　灵台、神道穴

附
神道穴：位于人体背部，当后正中线上，第 5 胸椎棘突下凹陷中。有壮阳益气功效。见图 64。

技术二

拔罐部位　灵台、厥阴俞、肝俞。
操作规程　采用刺络拔罐法，每日 1 次，10 次为 1 个疗程。

附
灵台穴：位于人体的背部，当后正中线上，第 6 胸椎棘突下凹陷中。见图 64。

技术三

拔罐部位 心俞、内关、膻中。心气虚弱配小肠俞、足三里、内关；心血亏虚配膈俞、关元、足三里；气阴两虚配肾俞、三阴交；心脉瘀阻配脾俞、肾俞、血海。

操作规程 采用闪火拔罐法，留罐10分钟，每日1次。

7 胸痹心痛

7.1 胸痹心痛概述

7.1.1 概念

胸痹心痛是由于正气亏虚，饮食、情志、寒邪等所引起的以痰浊、瘀血、气滞、寒凝痹阻心脉，以膻中或左胸部发作性憋闷、疼痛为主要临床表现的一种病证。轻者偶发短暂轻微的胸部沉闷或隐痛，或为发作性膻中或左胸含糊不清的不适感；重者疼痛剧烈，或呈压榨样绞痛。常伴有心悸，气短，呼吸不畅，甚至喘促，惊恐不安，面色苍白，冷汗自出等。多由劳累、饱餐、寒冷及情绪激动而诱发，亦可无明显诱因安静时发病。

7.1.2 病因病机

1）年老体虚：本病多发于中老年人，年过半百，肾气渐衰。肾阳虚衰则不能鼓动五脏之阳，引起心气不足或心阳不振，血脉失于阳之温煦、气之鼓动，则气血运行滞涩不畅，发为心痛；若肾阴亏虚，则不能滋养五脏之阴，阴亏则火旺，灼津为痰，痰热上犯于心，心脉痹阻，则为心痛。

2）饮食不当：恣食肥甘厚味或经常饱餐过度，日久损伤脾胃，运化失司，酿湿生痰，上犯心胸，清阳不展，气机不畅，心脉痹阻，遂成本病；或痰郁化火，火热又可炼液为痰，灼血为瘀，痰瘀交阻，痹阻心脉而成心痛。

3）情志失调：忧思伤脾，脾虚气结，运化失司，津液不行，聚而为痰，痰阻气机，气血运行不畅，心脉痹阻，发为胸痹心痛。或郁怒伤肝，肝郁气滞，郁久化火，灼津成痰，气滞痰浊痹阻心脉，而成胸痹心痛。

4）寒邪内侵：素体阳虚，胸阳不振，阴寒之邪乘虚而入，寒凝气滞，胸阳不展，血行不畅，而发本病。

7.1.3 临床表现

本病以胸闷、心痛、短气为主要证候特征。多发于 40 岁以上的中老年人，表现为胸骨后或左胸发作性闷痛，不适，甚至剧痛向左肩背沿手少阴心经循行部位放射，持续时间短暂，常由情志刺激、饮食过饱、感受寒冷、劳倦过度而诱发，亦可在安静时或夜间无明显诱因而发病。多伴有短气乏力，自汗心悸，甚至喘促，脉结代。多数患者休息或除去诱因后症状可以缓解。

胸痹心痛以胸骨后或心前区发作性闷痛为主，亦可表现为灼痛、绞痛、刺痛或隐痛、含糊不清的不适感等，持续时间多为数秒钟至 15 分钟之内。若疼痛剧烈，持续时间长达 30 分钟以上，休息或服药后仍不能缓解，伴有面色苍白，汗出，肢冷，脉结代，甚至旦发夕死，夕发旦死，为真心痛的证候特征。

7.1.4 临床诊断

1）左侧胸膺或膻中处突发憋闷而痛，疼痛性质为灼痛、绞痛、刺痛或隐痛、含糊不清的不适感等，疼痛常可窜及肩背、前臂、咽喉、胃脘部等，甚者可沿手少阴、手厥阴经循行部位窜至中指或小指，常兼心悸。

2）突然发病，时作时止，反复发作。持续时间短暂，一般几秒至数十分钟，经休息或服药后可迅速缓解。

3）多见于中年以上，常因情志波动，气候变化，多饮暴食，劳累过度等而诱发。亦有无明显诱因或安静时发病者。

4）心电图应列为必备的常规检查，必要时可作动态心电图、标测心电图和心功能测定、运动试验心电图。休息时心电图明显心肌缺血，心电图运动试验阳性，有助于诊断。

7.2 拔罐技术在胸痹心痛中的应用

技术一

拔罐部位 内关、心俞、膻中。脾阳不振者加厥阴俞、郄门；痰浊痹阻者，加支沟、丰隆、中脘、足三里；瘀血阻络者，加膈俞、郄门；寒凝加大陵、关元。

操作规程 采用单纯拔罐法，或刺络拔罐法，或针刺后拔罐法。各法均拔罐 15~20 分钟，隔日 1 次，10 次为 1 个疗程。

附

郄门穴：手厥阴心包经郄穴，在前臂掌侧，当曲泽穴与大陵穴的连线上，腕横纹上 5 寸。见图 65。

支沟穴：手少阳三焦经腧穴，在前臂背侧，当阳池穴与肘尖的连线上，腕背横纹上 3 寸；伸臂俯掌，尺骨与桡骨之间，与间使穴相对处取穴。见图 66。

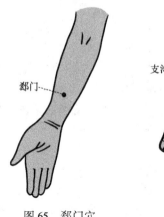
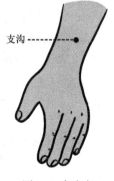

图 65 郄门穴   图 66 支沟穴

技术二

拔罐部位　①大椎、神道、肝俞；②神柱、灵台、心俞；③膈俞、厥阴俞、内关。

操作规程　每次 1 组，先刺 20 分钟，起针后用闪火法拔罐 10 分钟，日 1 次或隔日 1 次。

技术三

拔罐部位　足太阳膀胱经大杼至膈俞，任脉的天突至巨阙，手厥阴心包经的曲泽至内关，督脉的大椎至筋缩。

操作规程　以上四条经脉，每次选择 1 条。先在所选经脉上涂抹适量的润滑油，选择大小适当的火罐，用闪火法将罐吸拔于所选经脉，然后沿着所选经脉来回推动火罐，以皮肤潮红为度，起罐后将背部油膏擦干净。隔日 1 次，8 次为 1 个疗程。

8 头痛

8.1 头痛概述

8.1.1 概念

头痛是临床常见的症状，通常将局限于头颅上半部，包括眉弓、耳轮上缘和枕外隆突连线以上部位的疼痛统称头痛。按国际头痛学会的分类，其功能性头痛分类如下：偏头痛、紧张性头痛、丛集性头痛和慢性阵发性半边头痛、非器质性病变的头痛、头颅外伤引起的头痛、血管疾病性头痛、血管性颅内疾病引起的头痛、其他物品的应用和机械引起的头痛、非颅脑感染引起的头痛、代谢性疾病引起的头痛、颅、颈、眼、耳、鼻、副鼻窦、牙齿、口腔、颜面或头颅其他结构疾患引起的头痛或面部痛、颅神经痛、神经干痛传入性头痛及颈源性头痛等。

头痛既是一种常见病证，也是一个常见症状，可以发生于多种急慢性疾病过程中，有时亦是某些相关疾病加重或恶化的先兆。发病率高，几乎90%的人一生中都有头痛发作，头痛病因十分复杂，而诊断也比较困难。

8.1.2 病因病机

（1）中医病因病机

凡外感六淫，内伤脏腑，导致阳气阻塞，浊邪上攻，肝阳上亢，精髓气血亏损，经络运行失常者，均能发生头痛。按病因分，头痛有外感、内伤之别。外感头痛，有感冒风寒、风热、风湿、伤暑，火邪致痛及伤寒头痛等。内伤头痛，有气虚、血虚、阳虚、阴虚、肝阳、伤食、瘀血致痛等。头为神明之府，"诸阳之会"，"脑为髓海"，五脏精华之血，六腑清阳之气皆能上注于头，即头与五脏六腑之阴精、阳气密切相关，凡能影响脏腑之精血、阳气的因素皆可成为头痛的病因，归纳起来不外外感与内伤两类。病位虽在头，但与肝脾肾密切相关。风、火、痰、瘀、虚为致病之主要因素。邪阻脉络，清窍不利；精血不足，脑失所养，为头痛之基本病机。

（2）西医病因病理

头痛是人体对各种致痛因素所产生的主观感觉，属于疼痛的范畴。致痛因素可以是物理的、化学的、生物化学的或机械性的。这些因素刺激了位于颅内外组织结构中的感觉神经末梢，通过相应的传导通路传到大脑而感知。

8.1.3　临床表现

1）头痛的多在前额、巅顶、一侧颞额，或呈全头痛而辗转发作。

2）疼痛的性质可有隐痛、昏痛、胀痛、跳痛、刺痛或头痛如裂等。

3）头痛每次发作的时间可持续数分钟、数小时、数天、甚至持续数周，临床表现多样。

4）头部疼痛的伴随表现可有头晕、乏力、烦躁、发热、呕吐、视力障碍等。

8.1.4　临床诊断

根据患者的主要表现临床容易诊断头痛，但应进一步诊断引起头痛的原因。诊断时应详细询问病史，并作全面的体格检查，注意血压是否增高，心肺功能是否正常，体温有无升高，疑有颅脑疾病还应作详细的神经系统检查及眼底检查，必要时测定眼压，以除外青光眼，检查头颅有无外伤，瘢痕，颈项有无强直等，以免贻误病情。

8.2　拔罐技术在头痛中的应用

技术一

拔罐部位　太阳、尺泽、委中。

操作规程　患者先取坐位，在太阳穴附近寻找暴露比较明显的静脉血管，常规消毒，用三棱针点刺，点刺时三棱针与皮肤成30°角，深度0.5~1cm，点刺出血后待血液自然流止，加拔火罐3~5分钟，起罐后用酒精干棉球按压针孔止血。

患者取立位，常规消毒，尺泽、委中穴用三棱针直刺，深度约0.5~1cm，出血量以10~15ml为宜，然后加拔火罐3~5分钟，起罐后用酒精干棉球按压针孔止血。每周治疗2次，5周为一疗程。

技术二

拔罐部位　至阴（只针刺）、天宗。

操作规程　患者取坐位，常规消毒，用三棱针快速点刺至阴、天宗穴，出针后用手挤压穴位出血，直到血液颜色转为淡红色，用酒精干棉球按压针孔止血；天宗穴处加拔火罐5分钟，起罐后用干棉球按压针孔止血。每日治疗1次，5天为1疗程。

附

至阴穴：足小趾外侧趾甲角旁 0.1 寸。见图 67。

技术三

拔罐部位 风门、太阳、合谷。风寒头痛加风池、外关；风热头痛加曲池、大椎；肝阳头痛加印堂、太冲（只点刺）；痰浊头痛加中脘、丰隆；瘀血头痛加印堂、膈俞；肾虚头痛加肾俞、太溪。

操作规程 均可采用单纯拔罐法，风热、肝阳、痰浊、瘀血头痛还可以用刺络拔罐法；风寒、肾虚头痛宜拔罐后温灸，或留针拔罐。各法均拔罐 20 分钟，每日或隔日 1 次。

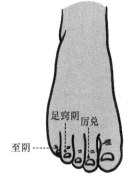

图 67 至阴穴

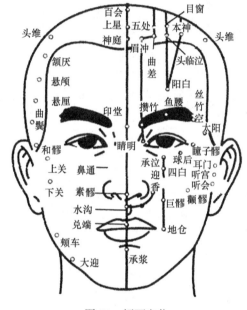

图 68 颜面穴位

技术四

拔罐部位 前额痛（阳明经）取印堂、额中、合谷、大椎；侧头痛（少阳经）取外关、太阳、胆俞；后头痛（太阳经）取飞扬、大杼、风门、至阳、昆仑；巅顶痛（厥阴经）取印堂、太冲、肝俞。

操作规程 采用刺络拔罐法，或留刺拔罐法。对于肌肉少的部位，可加面垫拔罐。各法均拔罐 15~20 分钟，5 次为 1 个疗程。

技术五

拔罐部位　肝俞（患侧）、太阳（患侧）；太冲（健侧）。

操作规程　用三棱针点刺后拔罐 10 分钟，以出血为度。
每日或隔日 1 次。

　　附

　　太冲穴：位于足背侧，第一、二跖骨结合部之前凹陷处。
见图 69。

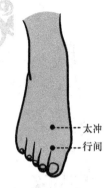

太冲
行间

图 69　太冲穴

9　三叉神经痛

9.1　三叉神经痛概述

9.1.1　概念

三叉神经痛是最常见的脑神经疾病，以一侧面部三叉神经分布区内反复发作的阵发性剧烈疼痛为主要表现，国内统计的发病率52.2/10万，女略多于男，发病率可随年龄而增长。三叉神经痛多发生于中老年人，右侧多于左侧。三叉神经痛与中医学的"面风痛"相类似，可归属于"头痛"、"头风"等范畴。

9.1.2　病因病机

"头为诸阳之会"、"清阳之府"，面为阳明所主，五脏六腑气血精华皆上注于头面。由于头面部位唯风可到，故多数学者认为风寒入脑，外感风热，或肝郁化火、内风上扰，或阳明热盛上攻清窍被扰，痰凝、血瘀、阴虚阳亢等都是三叉神经痛的主要病机。

9.1.3　临床表现

1）面部疼痛突然发作，呈闪电样、刀割样、针刺样、烧灼样剧烈疼痛。
2）伴面部潮红、流泪、流涎、流涕，面部肌肉抽搐。
3）持续数秒到几分钟，常因说话、吞咽、刷牙、洗脸、冷刺激、情绪变化等诱发。发作次数不定，间歇期无症状。

9.1.4　临床诊断

该病的诊断要点是：在头面部三叉神经分布区域内，发病骤发骤停，呈闪电样、刀割样、烧灼样、顽固性、难以忍受的剧烈性疼痛。说话、洗脸、刷牙或微风拂面，甚至走路时都会导致阵发性的剧烈疼痛。疼痛历时数秒或数分钟，疼痛呈周期性发作，发作间歇期同正常人一样。

9.2 拔罐技术在三叉神经痛中的应用

技术一

拔罐部位 阿是穴（压痛点）。

操作规程 患者取仰卧位，每次取 1~2 个压痛点。局部常规消毒，用三棱针点刺阿是穴出血，再用闪火法拔罐，至瘀血流尽起罐。隔日 1 次，5 次为 1 个疗程。

技术二

拔罐部位 阿是穴；第一支痛者配阳白；第二支痛者配四白；第三支痛者配承浆。

操作规程 患者取俯卧位，常规消毒后用三棱针点刺出血，起针后拔火罐或抽小气罐 3~5 分钟。体质强壮，面痛严重者宜深刺，放血宜多；反之浅刺，放血宜少。放血量约 2~3ml，5 次为 1 个疗程。

10 胃痛

10.1 胃痛概述

10.1.1 概念

胃痛，又称胃脘痛，凡由于脾胃受损，气血不调所引起上腹胃脘部近心窝处疼痛为主症的病证。

10.1.2 病因病机

（1）中医病因病机

胃痛的发生，主要由外邪犯胃、饮食伤胃、情志不畅和脾胃素虚等，导致胃气郁滞，胃失和降，不通则痛。

胃主受纳，腐熟水谷，若寒邪客于胃中，寒凝不散，阻滞气机，可致胃气不和而疼痛；或因饮食不节，饥饱无度，或过食肥甘，食滞不化，气机受阻，胃失和降引起胃痛；肝对脾胃有疏泄作用，如因恼怒抑郁，气郁伤肝，肝失条达，横逆犯胃，亦可发生胃痛；若劳倦内伤，久病脾胃虚弱，或禀赋不足，中阳亏虚，胃失温养，内寒滋生，中焦虚寒而痛；亦有气郁日久，瘀血内结，气滞血瘀，阻碍中焦气机，而致胃痛发作。总之，胃痛发生的病机分为虚实两端，实证为气机阻滞，不通则痛；虚证为胃腑失于温煦或濡养，失养则痛。

（2）西医病因病理

现代西医学中急性胃炎、慢性胃炎、胃溃疡、十二指肠溃疡等病以上腹疼痛为主要症状者，属于中医学胃痛范畴。

急性胃炎可由化学因素、物理因素、微生物感染或细菌毒素等引起。此外，精神神经功能障碍，应激状态或各种因素所致的机体变态反应均可作为内源性刺激因子，引起胃黏膜的急性炎症损害。临床上以急性应激为最主要原因，一般认为应激引起交感神经和迷走神经兴奋引起血管痉挛、收缩，造成胃黏膜的缺血缺氧。慢性胃炎现已明确 *Hp*（幽门螺旋杆菌）感染为慢性胃炎的最主要的病因，有人将其称为 *Hp* 相关性胃炎。但其他物理性、化学性及生物性有害因素长期反复作用于易感人体也可引起，病因持续存在或反复发生即可形成慢性病变。消化性溃疡是指胃肠道黏膜被胃酸和胃蛋白酶消化而形成的慢性溃疡，根据发生部位主要包括胃溃疡和十二指肠溃疡，其中胃酸分泌过多，*Hp* 感染和胃黏膜保护作用减弱等因素是引起消化性溃疡的主要环节，胃排空延缓和胆汁反流，胃肠肽的作用，遗传因素，药物因素，环境因素和精神因素等都和消化性溃疡的发生有关。

10.1.3 临床表现

胃痛的临床表现有虚实寒热之分。实者多痛剧，固定不移，拒按，脉盛；虚者多痛势徐缓，痛处不定，喜按，脉虚。胃痛遇寒则痛甚，得温则痛减，为寒证；胃脘灼痛，痛势急迫，遇热则痛甚，得寒则痛减，为热证。一般初病在气，久病在血。在气者，有气滞、气虚之分。其中，气滞者，多见胀痛，或涉及两胁，或兼见恶心呕吐，嗳气频频，疼痛与情志因素显著相关；气虚者，指脾胃气虚，除见胃脘疼痛或空腹痛明显外，兼见饮食减少，食后腹胀，大便溏薄，面色少华，舌淡脉弱等。在血者，疼痛部位固定不移，痛如针刺，舌质紫暗或有瘀斑，脉涩，或兼见呕血、便血。各种症状表现并非单独出现或一成不变，而是相互转化和兼杂。

10.1.4 临床诊断

(1) 中医诊断

1) 上腹胃脘部近心窝处疼痛，其疼痛的性质表现为胀痛、隐痛、刺痛、灼痛、闷痛、绞痛等，常因病因病机的不同而异。

2) 常伴有食欲不振，恶心呕吐，吞酸嘈杂，嗳气吐腐等上消化道症状。

3) 发病特点：以中青年居多，多有反复发作病史，发病前多有明显的诱因，如天气变化、恼怒、劳累、暴饮暴食、饥饿、饮食生冷干硬、辛辣烟酒或服用有损脾胃的药物等。

(2) 西医诊断

依据病史及临床表现以及相关检查诊断确诊。电子胃镜或纤维胃镜、上消化道钡餐造影等检查可做急、慢性胃炎，消化性溃疡等的诊断，并可以与胃癌进行鉴别诊断。*Hp* 检测可查是否为 *Hp* 感染。胆红素、转氨酶、淀粉酶化验和 B 超、CT 等检查可与肝、胆、胰疾病作鉴别诊断；腹部透视可与肠梗阻、肠穿孔作鉴别诊断；血常规可协助与阑尾炎早期作鉴别；心肌酶谱、肌钙蛋白、心电图检查可与冠心病、心绞痛、心肌梗死作鉴别诊断。

10.2 拔罐技术在胃痛中的应用

技术一

拔罐部位 中脘、内关、足三里。寒邪犯胃加阴陵泉、梁丘；湿热中阻加内庭、合谷；饮食停滞加下脘、天枢；肝郁气滞加肝俞、支沟、阳陵泉；脾胃虚寒加脾俞、胃俞、关元；阴虚胃热加三阴交、太溪。

操作规程 单纯拔罐法，或用闪罐法；湿热中阻采用刺络拔罐法；饮食停滞采用刺络拔罐法，或针刺后拔罐法；肝郁气滞采用刺络拔罐法；脾胃虚寒采用单纯罐法，或用留针拔罐法，或罐后加灸法，或水罐法。均留罐15~20分钟。急性期每日1次，慢性期隔日1次，10次为1个疗程。

技术二

拔罐部位 中脘。

操作规程 单纯拔罐法，或用闪罐法，留罐10~15分钟，隔姜灸神阙，10~15分钟，每日1次。

附

神阙穴：位于脐窝正中（禁针刺、拔罐）。见图70。

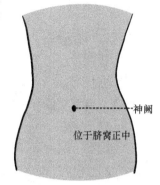

图70 神阙穴

11 腹痛

11.1 腹痛概述

(1) 概念

腹痛是指胃脘以下、耻骨毛际以上部位发生疼痛为主要表现的病证。

(2) 病因病机

1) 外邪入侵：风、寒、暑、热、湿等邪入侵腹中，引起腹痛。

2) 饮食不节：暴饮暴食，过食生冷寒凉，恣食肥甘厚味，损伤脾胃，腑气壅滞，而发生腹痛。

3) 情志失调：抑郁恼怒，肝失条达，气机不畅；或忧思伤脾，或肝郁克脾，肝脾不和，气机不利，均可引起腹痛。

4) 瘀血内阻：跌仆损伤，或腹部手术，或气滞日久，血行不畅，均可导致瘀血内阻，而成腹痛。

5) 阳气虚弱：素体脾阳不足，或过服寒凉，或肾阳素虚，或久病伤及肾阳，均可致阴寒内生，寒阻气滞而生腹痛。

6) 病机：脏腑气机不利，经脉气血阻滞，脏腑经络失养，不通则痛。

(3) 临床表现

腹痛以胃脘以下，耻骨毛际以上疼痛为主要临床表现。疼痛性质可表现为隐痛、胀痛、冷痛、灼痛、绞痛、刺痛等，腹部外无胀大之形，腹壁按之柔软，可有压痛，但无反跳痛，其痛可呈持续性，亦可时缓时急，时作时止，或反复发作。疼痛的发作和加重，常与饮食、情志、受凉、劳累等诱因有关。起病或缓或急，病程有长有短，常伴有腹胀、嗳气、矢气、大便异常等脾胃症状。

(4) 临床诊断

1) 以胃脘以下，耻骨毛际以上部位的疼痛为主要表现，腹壁按之柔软，可有压痛，但无肌紧张及反跳痛。

2) 常伴有腹胀、矢气以及饮食、大便的异常等脾胃症状。

3) 起病多缓慢，腹痛的发作和加重，常与饮食、情志、受凉、劳累等诱因有关。

4) 腹部 X 线、B 超、结肠镜、大便常规等有关实验室检查有无腹部相关脏腑的异常。能排除外科、妇科腹痛，以及其他内科病证中出现的腹痛症状。

11.2 拔罐技术在腹痛中的临床应用

技术一

拔罐部位 脾俞、胃俞、太白。

操作规程 抽气罐拔罐，留罐 10~15 分钟，每日 1 次。主治实性腹痛。

技术二

拔罐部位 中脘、关元、血海、足三里。

操作规程 抽气罐拔罐，留罐 10~15 分钟，每日 1 次。主治虚性腹痛。

技术三

拔罐部位 足三里、天枢、气海。

操作规程 抽气罐拔罐，留罐 10~15 分钟，每日 1 次。

主治 虚性腹痛。

12　糖尿病

12.1　糖尿病概述

12.1.1　概念

糖尿病是代谢成分和血管成分互相关联的一种慢性病。病因复杂多样，目前尚未完全阐明，所以称为原发性糖尿病，大多数病人属此组。还有病因比较清楚的糖尿病，称为继发性糖尿病，见于较少数病者。

糖尿病属于中医消渴病的范畴，是指以多饮、多食、多尿、消瘦、疲乏、尿甜为主要特征的综合病证。

12.1.2　西医病因病理

(1) 病因

总的来说糖尿病的病因和发病机理未完全明了。胰岛病变致胰岛素分泌不足或缺乏或延迟，循环血液中存在胰岛素抗体，胰岛素受体或受体后缺陷致靶细胞对胰岛素的敏感性降低等，是发生糖尿病的基本环节。通常认为，遗传因素和环境因素之间复杂的相互作用是发生糖尿病的主要原因，而且可能属于多基因遗传疾病的范畴。

1) 遗传因素。

2) 感染因素。

3) 肥胖。

4) 应激反应。

5) 药物因素。

6) 妊娠因素。

(2) 病理

1) 1型糖尿病：一般认为1型糖尿病是在遗传易感的基础上，病毒感染了胰岛B细胞，B细胞蛋白质变性而引起自身免疫反应，进一步损伤胰岛B细胞，使胰岛素分泌绝对不足，发生糖尿病。

2) 2型糖尿病：2型糖尿病的病机特点是胰岛素分泌不全和胰岛素抵抗所致的胰岛素相对不足。在遗传的基础上，由于胰岛素受体数目减少或亲和力下降，受体与胰岛素的结合力下降以及胰岛素B细胞对葡萄糖的应激能力减弱等原因，发生胰岛素分泌迟缓、高峰后移及胰岛素抵抗，致使胰岛素不能正常发挥生理效应。虽然胰岛素的量正常或偏高，但仍不能满足维持正常代谢的需要，发生胰岛素相对不足，使血糖升高，发生糖尿病。

12.1.3　中医病因病机

（1）病因

1）禀赋不足，五脏柔弱。

2）情志不调，郁久化火

3）饮食不节，蕴热伤津。

4）外感六淫，化热伤阴。

5）劳逸失度，房劳伤肾。

（2）病机

1）先天不足的机理变化：先天不足是消渴病发病的内因，起主导作用。五脏之中，肾为先天之本，起主导作用，为元阴元阳之脏，水火之宅。肾的生理功能为：肾主津液，肾主藏精；五脏之精气皆藏于肾；五脏六腑之津均赖于肾精之濡养；五脏六腑之气皆赖于肾气之温煦。当先天不足、禀赋羸弱易发为消渴。

2）内伤七情的机理变化：七情所伤，肝气郁结，久郁化火伤阴，上耗肺津，中伤胃液，下损肾水，发为消渴。

3）饮食不节的机理变化：饮食不节，损伤脾胃，脾失健运，湿浊内蕴，蕴久化热，胃火炽盛，热灼阴伤，胃阴不足，津不上承于肺，而致肺燥。

4）外感六淫的机理变化：外感六淫，外邪袭肺，肺气不宣，蕴而化热，热耗肺阴，或外感燥火，而导致消渴病。

5）劳逸失度的机理变化：思虑过度，劳伤心脾，阴血暗耗，心神失养，心火偏亢，心火上炎，熏灼肺金致消渴；贪图安逸，久卧少动，则脾气受伤，不能输布水谷精微，津液运行阻滞，气血瘀滞，久郁化火而致消渴；肾主一身之阴，肾阴亏虚，则心、肝、肺、脾、胃等脏腑阴液俱虚，阴虚燥热而消渴诸症丛生。

12.1.4　糖尿病的临床表现

糖尿病的临床表现主要是由于胰岛素分泌相对不足或绝对不足引起的各种代谢紊乱症候群，但表现差异很大。典型的糖尿病以饮多、尿多、食多而体重减少的"三多一少"症状为特点，但更多的糖尿病患者并不具备这些特点，常以并发症的表现为主。

12.1.5 糖尿病的临床诊断

1）三多一少症状。

2）以糖尿病的并发症或伴发病为首诊的患者；原因不明的酸中毒、失水、昏迷、休克；反复发作的皮肤疖或痈、真菌性阴道炎、结核病等；血脂异常、高血压、冠心病、脑卒中、肾病、视网膜病、周围神经炎、下肢坏疽以及代谢综合征等。

3）高危人群：IGR（糖调节受损）〔IFG（空腹血糖调节受损）和（或）IGT（葡萄糖耐量减低）〕、年龄超过 45 岁、肥胖或超重、巨大胎儿史、糖尿病或肥胖家族史。

4）30~40 岁以上健康体检或因各种疾病、手术住院时应常规排除糖尿病。

5）诊断标准：参照目前国际上通用 WHO 糖尿病专家委员会提出的诊断标准（1999）。

12.2 拔罐技术在糖尿病中的临床应用

技术一

拔罐部位 脾俞、胰俞、膈俞、足三里。上消加肺俞、大椎；中消加胃俞、曲池；下消加肾俞、关元、复溜。

操作规程 采用单纯罐法，或用梅花针叩刺后拔罐，也可针刺后拔罐，均留罐 10~15 分钟，隔日 1 次，10 次为 1 个疗程。

附

胰俞穴：在第 8 胸椎棘突下旁开 1.5 寸，膈俞穴与肝俞穴之间。见图 71。

复溜穴：在足内踝尖与跟腱后缘之间中点向上约三横指处。见图 72。

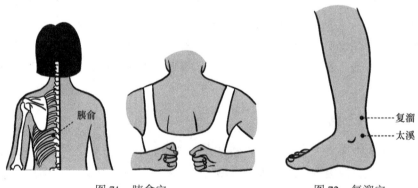

图 71　胰俞穴　　　　　　　　　图 72　复溜穴

技术二

拔罐部位　天枢、三焦俞、梁丘。上消加肺俞、中府、璇玑、上脘；中消加胃俞、脾俞、滑肉门；下消加肾俞、关元俞、太溪。

操作规程　采用单纯罐法，或用水罐法。隔日 1 次，10 次为 1 个疗程。

13 中风

13.1 中风概述

13.1.1 概念

中风病是由于正气亏虚、饮食、情志、劳倦内伤等引起气血逆乱，产生风、火、痰、瘀，导致脑脉痹阻或血溢脑脉之外为基本病机，以突然昏仆、半身不遂、口舌歪斜、言语謇涩或不语、偏身麻木为主要临床表现的病证。根据脑髓神机受损程度的不同，有中经络、中脏腑之分，有相应的临床表现。本病多见于中老年人。四季皆可发病，但以冬春两季最为多见。

中风也叫脑卒中。分为两种类型：缺血性脑卒中和出血性脑卒中。中风是中医学对急性脑血管疾病的统称。

13.1.2 病因病机

(1) 中医病因病机

1) 积损正衰：年老体弱，或久病气血亏损，脑脉失养。气虚则运血无力，血流不畅，而致脑脉瘀滞不通；阴血亏虚则阴不制阳，内风动越，携痰浊、瘀血上扰清窍，突发本病。

2) 劳倦内伤：烦劳过度，伤耗阴精，阴虚而火旺，或阴不制阳易使阳气鸱张，引动风阳，内风旋动，则气火俱浮，或兼挟痰浊、瘀血上壅清窍脉络。

3) 脾失健运：过食肥甘醇酒，致使脾胃受伤，脾失运化，痰浊内生，郁久化热，痰热互结，壅滞经脉，上蒙清窍；或素体肝旺，气机郁结，克伐脾土，痰浊内生；或肝郁化火，烁津成痰，痰郁互结，携风阳之邪，窜扰经脉，发为本病。

4) 情志过极：七情所伤，肝失条达，气机郁滞，血行不畅，瘀结脑脉；暴怒伤肝，则肝阳暴张，或心火暴盛，风火相煽，血随气逆，上冲犯脑。凡此种种，均易引起气血逆乱，上扰脑窍而发为中风。尤以暴怒引发本病者最为多见。

(2) 西医病因病理

1) 动脉的损害：凡是引起脑动脉病变的因素，都可成为中风的病因。

2) 血液流变学异常：血液黏度增高，血液浓缩。

3）血流动力学异常：低血压，放射病。

4）血液成分异常：各种栓子（风湿性心脏病伴房颤附壁血栓脱落、减压病、长骨骨折脂肪血栓、空气栓子）；红细胞异常（红细胞增多症）；血小板异常（血小板积聚度增高、血小板增多症）；白细胞异常（白血病）；凝血因子异常（DIC、高凝状态）。

5）一些继发因素：肿瘤（癌栓子、肿瘤坏死或侵袭动脉出血）。

13.1.3 临床表现

脑脉痹阻或血溢脑脉之外所引起的脑髓神机受损是中风病的证候特征。其主症为神昏、半身不遂、言语謇涩或不语、口舌歪斜、偏身麻木。次症见头痛、眩晕、呕吐、二便失禁或不通、烦躁、抽搐、痰多、呃逆。舌象可表现为舌强、舌歪、舌卷，舌质暗红或红绛，舌有瘀点、瘀斑；苔薄白、白腻、黄或黄腻；脉象多弦，或弦滑、弦细，或结或代等。

本病发病前常有先兆症状。如素有眩晕、头痛、耳鸣，突然出现一过性言语不利或肢体麻木，视物昏花，甚则晕厥，一日内发作数次，或几日内多次复发。若骤然内风旋动，痰火交织发病者，于急性期可出现呕血、便血、壮热、喘促、顽固性呃逆，甚至厥而不复，瞳孔或大或小，病情危笃，多难救治。

13.1.4 临床诊断

(1) 中医诊断

1）以神志恍惚、迷蒙，甚至昏迷或昏愦，半身不遂，口舌歪斜，舌强言謇或不语，偏身麻木为主症。

2）多急性起病。

3）病发多有诱因，病前常有头晕、头痛、肢体麻木、力弱等先兆症。

4）好发年龄为 40 岁以上。

(2) 西医诊断

脑脊液、眼底检查及头颅 CT、核磁共振等有助中风的准确诊断。早期头颅 CT 检查有助于鉴别中风属于出血性或者缺血性，还可以区分不同部位的出血，是中风必需的首要检查。

13.2 拔罐技术在中风中的应用

技术一

拔罐部位 上肢瘫痪取大杼、肩髃、肩髎、曲池、手三里、外关、合谷、肩贞、臑中;下肢瘫痪取环跳、风市、飞扬、伏兔、阳陵泉、足三里、悬钟、昆仑、委中、丰隆、三陵泉。

操作规程 采用单纯罐法,或留针拔罐法、罐后加灸法,均留罐 10~15 分钟,隔日 1 次。

技术二

拔罐部位 华佗夹脊穴(T_1~T_5)、风门、曲池、外关、合谷、环跳、足三里、下关、颧髎、大椎。

操作规程 采用梅花针叩刺华佗夹脊穴(T_1~T_5)及风门,余穴施以毫针刺,均留罐 10~15 分钟,每日或隔日 1 次,10 次为 1 个疗程。

技术三

拔罐部位 ①大椎、心俞、肝俞;②神道、脾俞、肾俞;③身柱、灵台、膈俞;④中脘、关元、气海。

操作规程 每天选一组,配合瘫痪局部穴位,采用三棱针点刺后拔罐 10~15 分钟,每日或隔日 1 次,12 次为 1 个疗程。

技术四

拔罐部位 督脉大椎至尾骨部、背部膀胱经内侧循行线。

操作规程 拔走罐,至皮肤紫红为度,然后用三棱针点刺十宣、太冲。

每天选一组,配合瘫痪局部穴位,采用三棱针点刺后拔罐 10~15 分钟,隔日 1 次,10 次为 1 个疗程。

14 落枕

14.1 落枕概述

14.1.1 概念

落枕或称"失枕"，是一种常见病，好发于青壮年，以冬春季多见。落枕的常见发病经过是入睡前并无任何症状，晨起后却感到项背部明显酸痛，颈部活动受限。本病起于睡眠之后，与睡枕及睡眠姿势有密切关系。如为颈椎病引起，可反复"落枕"。

14.1.2 病因病机

(1) 中医病因病机

风寒侵淫：颈肩裸露感受风寒致使颈筋气血凝滞、筋脉不舒，而发生颈肩疼痛。此型有风邪偏盛与寒偏盛两种类型，应注意分辨。

肝肾亏虚，复感外邪：平素肝肾亏虚之人，缺乏筋肉锻炼，身体衰弱，气血不足，循行不畅，活动失调；或有颈椎病，久伤不愈或筋骨萎弱、疲劳过度复感风寒侵袭，致经络不舒，肌肉气血凝滞而痹阻不通，僵凝疼痛而发生本病。

(2) 西医病因病理

感受风寒：如睡眠时受寒，盛夏贪凉，使颈背部气血凝滞，筋络痹阻，以致僵硬疼痛，动作不利。

肌肉扭伤：如夜间睡眠姿势不良，头颈长时间处于过度偏转的位置；或因睡眠时枕头不合适，过高、过低或过硬，使头颈处于过伸或过屈状态，均可引起颈部一侧肌肉紧张，使颈椎小关节扭错，时间较长即可发生静力性损伤，使伤处肌筋强硬不和，气血运行不畅，局部疼痛不适，动作明显受限等。

14.1.3 临床表现

急性发病，睡眠后一般颈部出现疼痛，酸胀，可向上肢或背部放射，活动不利，活动时伤侧疼痛加剧，严重者使头部歪向病侧。患侧常有颈肌痉挛，胸锁乳突肌、斜方肌、大小菱形肌及肩胛提肌等处压痛，在肌肉紧张处可触及肿块和条索状的改变。

14.1.4 临床诊断

1）因睡眠姿势不良或感受风寒后所致。

2）急性发病，睡眠后一侧颈部出现疼痛，酸胀，可向上肢或背部放射，活动不利，活动时伤侧疼痛加剧，严重者使头部歪向病侧。

3）患侧常有颈肌痉挛，胸锁乳突肌、斜方肌、菱形肌及肩胛提肌等处压痛。在肌肉紧张处可触及肿块和条索状的改变。

14.2 拔罐技术在落枕中的应用

技术一

拔罐部位 阿是穴、风池（患侧）、肩井（患侧）。

操作规程 在患侧颈部寻找明显的压痛点，常规消毒后用三棱针快速点刺压痛点 2~3 针，使之出血数滴，再用闪火法拔火罐，留罐 5~10 分钟。在留罐期间用毫针针刺风池、肩井，手法为泻法。

技术二

拔罐部位 阿是穴。

操作规程 先按压病变局部找到疼痛明显的压痛点，常规消毒后，用梅花针中度叩刺患部，以局部出血如珠为度。然后用透明玻璃火罐以闪火法在叩刺部位拔火罐，5~10 分钟后取下火罐，再用消毒棉球擦干血迹。叩刺时嘱患者头向患侧转动 2~3 次，或做背屈仰天及前屈低头动作数次。急性期每日 1 次，中病即止。

技术三

拔罐部位 阿是穴、风门、大椎、肩中俞、肩外俞。

操作规程 先按压病变局部、找到疼痛明显的压痛点，即为阿是穴。用闪火法拔罐 5~10 分钟，也可用神灯照射或推拿，每日 1 次。

技术四

拔罐部位 大椎、大杼、肩井、肩中俞、肩外俞、风门、颈椎 1~4 夹脊穴。

操作规程 每次选用 2 穴，用梅花针叩至局部皮肤发红，并有少量出血点，然后拔火罐 15 分钟。也可用水煮罐。

技术五

拔罐部位　肩髎、悬钟、后溪穴。若肩部疼痛加大椎。

操作规程　除后溪穴外，余穴针刺后拔抽气罐，同时在肩背压痛点拔走罐，以皮肤潮红为度，每日 1 次。

15　颈椎病

15.1　颈椎病概述

15.1.1　概念

颈椎病又称颈椎综合征，是颈椎骨关节炎、增生性颈椎炎、颈神经根综合征、颈椎间盘脱出症的总称，是一种以退行性病理改变为基础的疾患。主要由于颈椎长期劳损、骨质增生，或椎间盘脱出、韧带增厚，致使颈椎脊髓、神经根或椎动脉受压，出现一系列功能障碍的临床综合征。属中医学"痹症"范畴。

15.1.2　病因病机

(1) 中医病因病机

痹，即痹阻不通。痹症是指人体肌表、经络因感受风、寒、湿、热等引起的以肢体关节及肌肉酸痛、麻木、重着、屈伸不利，甚或关节肿大、灼热等为主症的一类病症。临床上有渐进性或反复发作性的特点。主要病机是气血痹阻不通，筋脉关节失于濡养所致。

(2) 西医病因病理

1）颈椎的退行性变：椎间盘变性、韧带–椎间盘间隙的出现与血肿形成、椎体边缘骨刺形成、颈椎其他部位的退变、椎管矢状径及容积减小。

2）发育性颈椎椎管狭窄。

3）颈椎的先天性畸形。

4）慢性劳损：不良的睡眠体位、不当的工作姿势、不适当的体育锻炼等都可以导致本病发生。

15.1.3　临床表现与诊断

1）发病缓慢，以头枕、颈项、肩背、上肢等部疼痛以及进行性集体感觉和运动功能障碍为主症。

2）轻者头晕、头痛、恶心、颈肩疼痛、上肢疼痛、麻木无力。

3）重者可导致瘫痪，甚至危及生命。

4）其病变好发于颈5~6之间的椎间盘，其次是颈6~7、颈4~5之间的椎间盘。

5）颈椎病按其受压部位的不同，一般可分为神经根型、脊髓型、交感型、椎动脉型、混合型等。开始常以神经根压迫和刺激症状为主要表现，以后逐渐出现椎动脉、交感神经及脊髓功能或结构上的损害，并引起相应的临床症状。

15.2　拔罐技术在颈椎病中的应用

技术一

拔罐部位　阿是穴。

操作规程　患者取坐位或俯卧位，颈臂背处痛区局部消毒，用梅花针扣至点状出血，力度以患者能耐受为度，然后在叩刺部位拔罐，5~10分钟后取罐，再用消毒棉球擦净血迹。隔日治疗1次，7次为1个疗程。

技术二

拔罐部位　阿是穴、颈项正中督脉及颈夹脊三线。

操作规程　患者取俯卧位或坐在靠背椅上，上肢和头伏在椅背上，颈项及胸背部皮肤常规消毒后，以皮肤针先重点叩刺颈项部明显的压痛点至皮肤轻微出血后，再沿颈项正中督脉及颈夹脊三线自上而下叩刺至大椎和风门穴，至皮肤轻微出血为度，然后在叩刺部位用闪火法拔罐，留罐5~10分钟，拔出瘀血少量。治疗后当日叮嘱患者禁止沐浴。每周治疗2次，5次为1个疗程。

技术三

拔罐部位　阿是穴。

操作规程　在颈部寻找最明显的压痛点1~2处，常规消毒后，用三棱针点刺出血，再用闪火法拔罐，留罐5~10分钟，起罐后用酒精棉球擦净血迹。每周治疗2次，5次为1个疗程。

技术四

拔罐部位　大椎、大杼、肩中俞、肩外俞。

操作规程　每次选用2穴，用梅花针叩至局部皮肤发红，并有少量出血点，然后拔火罐10分钟。也可用水煮罐。隔日1次。

技术五

拔罐部位　风池、大椎、颈夹脊穴。经脉闭阻配曲池、昆仑；气滞血瘀配膈俞；肝肾不足配天柱、三阴交。

操作规程　以闪火法吸拔诸穴 10~15 分钟，每日 1 次。

16 肩周炎

16.1 肩周炎概述

16.1.1 概念

肩周炎是以肩部逐渐产生疼痛，夜间为甚，逐渐加重，肩关节活动功能受限而且日益加重，致一定程度后逐渐缓解，直至最后完全复原为主要表现的肩关节囊及其周围韧带、肌腱和滑囊的慢性特异性炎症。属中医学"漏肩风"、"肩凝风"范畴。

16.1.2 病因病机

（1）中医病因病机

肩周炎在中医学属痹症范围，以风寒湿三气杂合、慢性损伤、外伤为主要致病因素，但"邪之所凑，其气必虚"，因此，除外邪所凑、外伤、劳损外，也与患者身体虚弱，腠理空虚，年老肝肾不足，饮食劳倦内伤，而致气血虚弱，精气不足等因素有关。

（2）西医病因病理

肩部因素：本病大多发生在 40 岁以上中老年人，软组织退行病变，对各种外力的承受能力减弱是基本因素；长期过度活动，姿势不良等所产生的慢性致伤力是主要的激发因素。此外，与上肢外伤后肩部固定过久，肩周组织继发萎缩、粘连；肩部急性挫伤、牵拉伤后因治疗不当等也有一定关系。

肩外因素：颈椎病，心、肺、胆道疾病发生的肩部牵涉痛，因原发病长期不愈使肩部肌持续性痉挛、缺血而形成炎性病灶，转变为真正的肩周炎，轻者见周围软组织肿胀，皮肤青紫、肩部疼痛、关节屈伸不利；重者造成肩关节周围韧带、肌腱的撕脱、断裂、肩部剧痛、肩关节功能活动严重受限等。

16.1.3 临床表现与诊断

1）肩部疼痛：初起肩部呈阵发性疼痛，多数为慢性发作，以后疼痛逐渐加剧或钝痛，或刀割样痛，且呈持续性，气候变化或劳累后常使疼痛加重，疼痛可向颈项及上肢（特别是肘部）扩散，当肩部偶然受到碰撞或牵拉时，常可引起撕裂样剧痛。肩痛昼轻夜重为本病一大特点。

2）肩关节活动受限：肩关节向各方向活动均可受限，以外展、上举、内外旋更为明显，随着病情进展，由于长期废用引起关节囊及肩周软组织的粘连，肌力逐渐下降，加上喙肱韧带固定于缩短的内旋位等因素，使肩关节各方向的主动和被动活动均受限，当肩关节外展时出现典型的"扛肩"现象，特别是梳头、穿衣、洗脸、叉腰等动作均难以完成，严重时肘关节功能也可受影响，屈肘时手不能摸到同侧肩部，尤其在手臂后伸时不能完成屈肘动作。

3）怕冷：患肩怕冷，不少患者终年用棉垫包肩，即使在暑天，肩部也不敢吹风。

4）压痛：多数患者在肩关节周围可触到明显的压痛点，压痛点多在肱二头肌长头腱沟、肩峰下滑囊、喙突、冈上肌附着点等处。

5）肌肉痉挛与萎缩：三角肌、冈上肌等肩周围肌肉早期可出现痉挛，晚期可发生废用性肌萎缩，出现肩峰突起，上举不便，后弯不利等典型症状，此时疼痛症状反而减轻。

6）X线及实验室检查：常规摄片，大多正常，后期部分患者可见骨质疏松，但无骨质破坏，可在肩峰下见到钙化阴影。实验室检查多正常。

16.2　拔罐技术在肩周炎中的应用

技术一

拔罐部位　阿是穴。

操作规程　患者取坐位，取患肩部最明显的压痛点 1~2 处，常规消毒后，用三棱针点刺 3~5 下，后立即拔火罐，留罐 5~10 分钟，起罐后用酒精棉球擦净血迹。每周 2~3 次，5 次为 1 个疗程。

技术二

拔罐部位　阿是穴。

操作规程　在患侧肩部寻找压痛点，常规消毒后，以阿是穴为中心，以梅花针向四周呈放射状重叩，如无明显压痛点则在肩关节疼痛区域中度叩刺，以渗出血珠为度，叩刺后配合拔罐 5~10 分钟。可配合推拿治疗。每周 2~3 次，每次都要重新寻找压痛点，5 次为 1 个疗程。

技术三

拔罐部位　肩髎、肩外俞、肩髃、肩贞、天宗、阿是穴。

操作规程 每次选穴 3~5 个，针刺后拔罐 20 分钟。每日 1 次。

附

肩贞穴：在肩关节后下方，臂内收时，腋后纹头上 1 寸（指寸）。见图 73。

技术四

拔罐部位 肩髃、肩前、肩贞、巨骨、阿是穴。

操作规程 针后拔贮药罐（桂枝、红花各 6g，苍术、乌梢蛇各 9g，羌活、独活、木瓜、威灵仙各 10g，乳香、没药各 5g，水煎）20 分钟。每日 1 次，10 次为 1 个疗效。

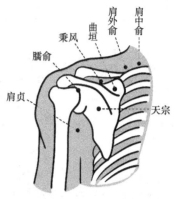

图 73 肩贞穴

17 类风湿关节炎

17.1 类风湿关节炎概述

17.1.1 概念

类风湿关节炎是一种以慢性侵蚀性关节炎为特征的全身性自身免疫病。类风湿关节炎的病变特点为滑膜炎，以及由此造成的关节软骨和骨质破坏，最终导致关节畸形。

17.1.2 病因病机

(1) 中医病因病机

人体在劳倦涉水或汗出淋雨等情况下，致使阳气受损，腠理空虚，卫气不固，则风、寒、湿邪乘虚侵袭肌肤，流注经络、关节，气血运行阻滞，患部肿胀疼痛，关节僵硬变形。

(2) 西医病因病理

遗传因素：类风湿关节炎患者 1 级亲属中患病的风险较普通人群高 1.5 倍。孪生子研究结果显示，与类风湿关节炎相关的各种因素中，遗传因素占 50%~60%。与类风湿关节炎发病相关的易感基因包括 HLA-DR、PADI4 和 PTPN22 等。

感染因素：某些病毒和细菌感染可能作为始动因子，启动携带易感基因的个体发生免疫反应，进而导致类风湿关节炎的发病。与类风湿关节炎发病相关的病原体包括 EB 病毒、细小病毒 B19、流感病毒及结核分枝杆菌等。

性激素：类风湿关节炎发病率男女之比为 1 :(2~4)，提示性激素可能参与发病。另外，女性类风湿关节炎患者在怀孕期内病情可减轻，分娩后 1~3 个月易复发，提示孕激素水平下降或雌-孕激素失调可能与类风湿关节炎的发病有关。

17.1.3 临床诊断

1) 晨僵至少 1 小时，持续至少 6 周。

2) 3 个或 3 个以上关节肿，持续至少 6 周。

3) 腕、掌指关节或近端指间关节肿，持续至少 6 周。

4) 对称性关节肿，持续至少 6 周。

5) 手 X 线的改变。

6）皮下结节。

7）类风湿因子阳性，滴度大于 1：32。

确诊本病需具备以上 4 条或 4 条以上标准。

17.1.4　辅助检查

(1) 常规检查

1）血常规：约 30% 的类风湿关节炎患者合并贫血，多为小细胞低色素性贫血。病情活动期血小板升高。少数情况下有白细胞降低。

2）急性期反应物：大多数类风湿关节炎患者在活动期血沉增快及 C–反应蛋白升高，病情缓解时可恢复正常。

(2) 自身抗体

1）类风湿因子（RF）：75%~85% 的患者血清类风湿因子阳性，并与病情和关节外表现相关。

2）抗瓜氨酸化蛋白抗体（ACPA）：抗瓜氨酸化蛋白抗体是一类针对含有瓜氨酸化表位的自身抗体的总称，对类风湿关节炎的诊断具有很高的敏感性和特异性，并与类风湿关节炎的病情和预后密切相关。

17.2　拔罐技术在类风湿关节炎中的应用

技术一

拔罐部位　大椎。游走性关节疼痛在上肢取肩贞、肩髎、肩髃；在躯干取命门、肾俞；在下肢者取委中、承山。

操作规程　大椎只拔罐，不针刺。其他穴位针刺得气后，选用大小适宜的玻璃火罐，用镊子夹住酒精棉球，点燃棉球后，伸入罐内转一圈即退出，再速将罐扣在针上，留罐 15~20 分钟。每周 3 次，10 次为 1 个疗程。

技术二

拔罐部位　阿是穴。肩部疼痛取肩井、肩髎、肩髃、天宗；肘关节取曲池、天井、手三里；腰骶关节取腰阳关、关元俞、小肠俞、膀胱俞、秩边、环跳；膝关节取梁丘、血海、膝阳关、曲泉、鹤顶、内膝眼、外膝眼、足三里；踝关节取绝骨、解溪、丘墟、太溪、昆仑。

操作规程　根据病变的部位取穴或压痛点。先行针刺，留针 5~10 分钟后，再行针 1 次，然后按针刺穴位或痛点，选择大小适宜玻璃罐，用镊子夹住酒精棉球，点燃棉球后，伸入罐内转 1 圈即退出，再速将罐扣在针上，留罐 15~20 分钟。每日或隔日 1 次，12 次为 1 个疗程。

18 腰肌劳损

18.1 腰肌劳损概述

18.1.1 概念

慢性腰肌劳损，为临床常见病，多发病，发病因素较多，主要症状是腰部酸痛，日间劳累加重，休息后可减轻，日积月累，可使肌纤维变性，甚至少量撕裂，形成疤痕或纤维索条或粘连，遗留长期慢性腰背痛。

18.1.2 病因病机

(1) 中医病因病机

体虚过劳，复感外邪是慢性腰肌劳损发生的基本原因。本病多由于年老体虚，禀赋不足或后天烦劳过度，房劳内伤等因素而产生。

肝脾肾三脏亏虚，络脉痹阻是慢性腰肌劳损发生的基本病机。

(2) 西医病因病理

慢性损伤：绝大多数病人有损伤史，弯腰时下腰部感觉酸痛无力，或腰部有断裂感；部分病人可伴有向臀部的放射痛，但无运动、感觉障碍。是腰肌劳损病因之一。

退行性脊椎炎：也是常见的腰肌劳损的病因。多发生在中年人，腰痛并非均来自增生的"骨刺"，而主要是来自肌肉、筋膜、韧带、后关节的劳损或椎间盘组织或硬脊膜和脊神经，"骨刺"可使腰部的运动受到限制，在临床上表现为运动不便。

第3腰椎导致：第3腰椎是位于腰活动的中心，又是腰椎生理前凸最突出的地方，成为腰椎前屈、后伸、左右侧弯和左右旋转活动的枢纽，其两侧横突端受牵拉的应力最大。第3腰椎病变是腰肌劳损病因之一。

18.1.3 临床表现与诊断

1）有长期腰痛史，反复发作。

2）一侧或两侧腰骶部酸痛不适，时轻时重，缠绵不愈。劳累后加重，休息后减轻。

3）一侧或两侧骶棘肌轻度压痛，腰腿活动一般无明显障碍。

4）X线检查：多无异常，少数可有骨质增生或脊柱畸形。

18.2　拔罐技术在腰肌劳损中的应用

技术一

拔罐部位　阿是穴（腰部压痛点）、相应夹脊穴、背俞穴。

操作规程　患者取俯卧位，背、腰部肌肉放松，用消毒后的皮肤针在腰部压痛点、相应夹脊穴、背俞穴周围均匀叩刺，力量适中，以皮肤渗血为度，再用闪火法拔罐5~10分钟，拔罐时动作要快，要求用大口玻璃罐，每次拔出的皮肤渗出液、血液以2~3ml为宜。隔日1次，5次为1个疗程。

技术二

拔罐部位　阿是穴（腰部压痛点）、委中穴（双侧）。

操作规程　常规消毒后，用三棱针快速点刺各穴约0.2cm深，刺后立即在该处拔罐，使瘀血尽出凝结后取罐，每穴出血约1~2ml。每周2次，5次为1个疗程。

技术三

拔罐部位　委中穴（双侧）。

操作规程　取患者站立位，局部皮肤常规消毒后，选用三棱针一枚，左手拇指压在被刺部位下端，右手持三棱针对准委中部青紫脉络处与皮肤成60°，斜刺入脉中后迅速将针退出，使瘀血流出。可使用消毒棉球轻轻按压静脉上端，以助瘀血排出。待瘀血自行停止后，再用消毒干棉球按压针孔，最后以创可贴保护针孔，以防感染。每周2次，5次为1个疗程。

　附

委中穴：腘横纹中点，当股二头肌肌腱与半腱肌肌腱的中间。见图74。

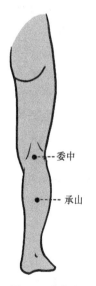

--- 委中

--- 承山

图74　委中穴

19 腰椎间盘突出症

19.1 腰椎间盘突出症概述

19.1.1 概念

腰椎间盘突出症是较为常见的疾患之一，主要是因为腰椎间盘各部分（髓核、纤维环及软骨板），尤其是髓核，有不同程度的退行性改变后，在外力因素的作用下，椎间盘的纤维环破裂，髓核组织从破裂之处突出（或脱出）于后方或椎管内，导致相邻脊神经根遭受刺激或压迫，从而产生腰部疼痛，一侧下肢或双下肢麻木、疼痛等一系列临床症状。腰椎间盘突出症以腰4~5、腰5~骶1发病率最高，约占95%。

19.1.2 病因病机

(1) 中医病因病机

病证具有本虚标实的临床特点。引起腰痛的原因有风、寒、湿、热、闪挫、瘀血、气滞、痰饮等，而其根本在于肾虚。因此，本病的病因病机在于肝肾不足，筋骨不健，复受扭挫，或感风寒湿邪，经络痹阻，气滞血瘀，不通则痛。病延日久，则气血益虚，瘀滞凝结而缠绵难已。

(2) 西医病因病理

遗传因素：腰椎间盘突出症有家族性发病的报道，有色人种本症发病率低。

腰椎间盘的退行性改变是基本因素：髓核的退变主要表现为含水量的降低，并可因失水引起椎节失稳、松动等小范围的病理改变；纤维环的退变主要表现为坚韧程度的降低。

损伤：长期反复的外力造成轻微损害，加重了退变的程度。

椎间盘自身解剖因素的弱点：椎间盘在成年之后逐渐缺乏血液循环，修复能力差。在上述因素作用的基础上，某种可导致椎间盘所承受压力突然升高的诱发因素，即可能使弹性较差的髓核穿过已变得不太坚韧的纤维环，造成髓核突出。

腰骶先天异常：包括腰椎骶化、骶椎腰化、半椎体畸形、小关节畸形和关节突不对称等，上述因素可使下腰椎承受的应力发生改变，从而构成椎间盘内压升高和易发生退变和损伤。

19.1.3 临床表现

1）有腰部外伤、慢性劳损或受寒湿史。大部分患者在发病前有慢性腰痛史。
2）常发生于青壮年。
3）腰痛向臀部及下肢放射，腹部加压（如咳嗽、喷嚏）时疼痛加重。
4）脊柱侧弯，腰生理弧度消失，病变部位椎旁有压痛，并向下肢放射，腰活动受限。
5）下肢受累神经支配区有感觉过敏或迟钝，病程长者可出现肌肉萎缩。直腿抬高或加强试验阳性，膝、跟腱反射减弱或消失，拇趾背伸力减弱。

19.1.4 临床诊断

对典型病例的诊断，结合病史、查体和影像学检查，一般多无困难。如仅有CT、MRI 表现而无临床症状，不应诊断本病。

19.2 拔罐技术在腰椎间盘突出症中的应用

技术一

拔罐部位 阿是穴（腰部压痛点）、患侧下肢足太阳膀胱经或足少阳胆经。
操作规程 腰部疼痛采用梅花针雀啄样叩刺，用力宜均匀，以患侧皮肤潮红渗血如珠为度，叩刺后用闪火法拔罐，每次拔罐 5~10 分钟。下肢麻木感单用梅花针对患侧下肢足太阳经或足少阳经循环叩刺，使用手腕之力，将针尖垂直叩打在皮肤上，并立即提起，反复进行，以局部皮肤隐隐出血为度。隔日 1 次，5 次为 1 个疗程。

技术二

拔罐部位 委中穴。
操作规程 取患者站立位，皮肤常规消毒后，选用三棱针一枚，左手拇指压在被刺部位下端，右手持三棱针对准委中部青紫脉络处与皮肤成 60°角，斜刺入脉中后迅速将针退出，使瘀血排出。待出血自行停止后，再用消毒干棉球按压针孔，最后以创可贴保护针孔，以防感染。每周 2 次，4 次为 1 个疗程。

技术三

拔罐部位 阿是穴、病变腰椎间盘相应节段双侧夹脊穴。
操作规程 局部常规消毒，以三棱针点刺放血，单日根据椎间盘突出部位选病变椎间盘两侧的夹脊穴点刺，双日在患侧腰椎棘突旁压痛点刺，然后用闪火法将消毒后之玻璃罐吸附于出血部位 5～10 分钟，取罐后用消毒棉球擦净创面。每日 1 次，每周连续治疗 5 天，共治疗 2～3 周。

技术四

拔罐部位　腰骶段督脉（重点在腰阳关或十七椎）、病变腰椎间盘相应节段双侧夹脊穴、委中穴。

操作规程　常规消毒，用单头梅花针叩刺。疼痛明显时用重叩手法至皮肤微出血，症状改善后用轻叩手法至皮肤潮红，叩刺后用闪火法在上述叩刺部位拔罐，5～10 分钟后起罐。隔日 1 次，10 次为 1 个疗程，疗程间休息 3～5 天，治疗 1～2 个疗程。

20 急性腰扭伤

20.1 急性腰扭伤概述

20.1.1 概念

急性腰扭伤是腰部肌肉、韧带、关节囊、筋膜等的急性损伤，可为部分撕裂或完全断裂，为青壮年体力劳动者的常见损伤。肌肉、筋膜损伤常为肌肉猛烈收缩所致（如搬东西姿势不正确、负荷重）常在肌肉起点或止点处产生撕裂伤，偶可产生筋膜破裂和肌疝。

20.1.2 病因病机

（1）中医病因病机
肌体湿热内蕴，气滞血瘀再加闪挫及强力负重后，腰部剧烈疼痛，腰肌痉挛，腰部不能挺直，俯仰屈伸转侧困难。
（2）西医病因病理
多由姿势不正，用力过猛，超限活动及外力碰撞等，引起软组织受损所致。

20.1.3 临床表现

1）有腰部扭伤史、多见于青壮年。
2）腰部一侧或两侧剧烈疼痛，活动受限，不能翻身、坐立和行走，常保持一定强迫姿势，以减少疼痛。
3）腰肌和臀肌痉挛，或可触及索状硬结，损伤部位有明显压痛点，脊柱生理性弧度改变。

20.1.4 临床诊断

本病的辅助检查方法主要是 X 线检查。
1）损伤较轻者，X 线平片无异常表现。
2）损伤严重者，X 线表现一般韧带损伤多无异常发现，或见腰生理前突消失，棘上、棘间韧带断裂者侧位片表现棘突间距离增大或合并棘突、关节突骨折。

20.2　拔罐技术在急性腰扭伤中的应用

技术一

拔罐部位　阿是穴（压痛点）、委中（患侧）。

操作规程　患者俯卧位，寻找压痛点最明显处，常规消毒，医者持三棱针在患者痛点先点刺2~3下，再用闪火法拔罐5~10分钟。再嘱患者手扶桌案，足跟着地，用力挺直膝关节，使血络显露。常规消毒后，对准委中部瘀血明显的静脉迅速刺入约1~2分，随即迅速退出。待血色由黑紫转为鲜红时，用消毒干棉球按压压迫止血。每日1次，中病即止。

技术二

拔罐部位　阿是穴。

操作规程　患者取俯卧位，寻找压痛点最明显处，局部常规消毒后，用梅花针对压痛点作环形叩刺（叩刺范围大于痛点即可），至稠密出血为度，再用闪火法拔火罐5~10分钟，起罐后擦干血迹即可。每日1次，2~3次为1个疗程。

21 荨麻疹

21.1 荨麻疹概述

21.1.1 概念

荨麻疹是一种常见的皮肤病，系多种不同原因所致的一种皮肤黏膜血管反应性疾病。表现为时隐时现的、边缘清楚的、红色或白色的瘙痒性风团，中医称"瘾疹"，俗称"风疹块"。

21.1.2 病因病机

（1）中医病因病机

本病总因禀赋不耐，人体对某些物质过敏所致。可因卫外不固，风寒、风热之邪客于肌表；或因肠胃湿热郁于肌肤；或因气血不足，虚风内生；或因情志内伤，冲任不调，肝肾不足，而致风邪搏结于肌肤而发病。

（2）西医病因病理

过敏、自身免疫、药物、饮食、吸入物、感染、物理刺激、昆虫叮咬等原因引起肥大细胞依赖性和非肥大细胞依赖性导致的炎症介质（组胺、5-羟色胺、激肽及慢反应性物质等）的释放，造成血管扩张、血管通透性增加、炎症细胞浸润。

21.1.3 临床表现与诊断

1）急性荨麻疹发病急骤，皮肤突然出现形状不一、大小不等的风团，融合成片或孤立散在，呈淡红色或白色，边界清楚，周围有红晕，瘙痒不止。数小时内水肿减轻，变成红斑而渐消失，但伴随搔抓新的风团会陆续发生，此伏彼起，一日之内可发作数次。一般2周内停止发作。

2）慢性荨麻疹一般无明显全身症状，风团时多时少，有的可有规律，如晨起或晚间加重，有的无规律性。病情缠绵，反复发作，常多年不愈。

3）荨麻疹发生部位可局限于身体某部，也可泛发于全身。如果发生于胃肠，可见恶心、呕吐、腹痛、腹泻等；喉头黏膜受侵则胸闷、气喘、呼吸困难、严重者可引起窒息而危及生命。

21.2 拔罐技术在荨麻疹中的应用

技术一

拔罐部位 大椎、双侧肺俞、双侧膈俞。

操作规程 患者取俯卧位，常规消毒，用三棱针点刺出血，再用闪火法拔火罐，留罐5~10分钟。隔日1次，10次为1个疗程。

技术二

拔罐部位 阿是穴、背部膀胱经。

操作规程 局部常规消毒，用梅花针中度叩刺皮肤严重瘙痒处及背部膀胱经，以皮肤潮红微微渗血为度，再在被叩刺的部位用闪火法拔火罐，留罐5~10分钟，起罐后用消毒干棉球擦净血迹。

技术三

拔罐部位 疹发上肢者，拔曲池；疹发下肢者，拔血海；顽固者，拔大椎、肺俞、脾俞。

操作规程 采用单纯罐法，每日1次，6次为1个疗程。

技术四

拔罐部位 大椎、血海。疹发上肢者，加曲池；疹发下肢者，加风市、委中；疹发背部加膈俞、风门。

操作规程 用三棱针点刺出血后，留罐5分钟，隔日1次，7次为1个疗程。

技术五

拔罐部位 曲池、大椎、血海、足三里、肺俞、脾俞。

操作规程 采用罐后加灸法，每日1次，6次为1个疗程。

22 银屑病

22.1 银屑病概述

22.1.1 概念

银屑病是一种常见的慢性炎症性皮肤病。它属于多基因遗传的疾病，可由多种激发因素，如创伤、感染、药物等都可能在易感个体中诱发该病。典型的皮肤表现是境界清楚的具有银白色鳞屑的红色斑块。轻者可表现为几个银币大小的肘膝部位斑块，重者也可以全身皮肤受累。属中医学"松花癣"、"白疕"范畴。

22.1.2 病因病机

（1）中医病因病机

总由营血亏损，化燥生风，肌肤失于濡养而成。

1）初起：多为风寒或风热之邪侵袭肌肤，以致营卫失和，气血不畅，蕴结不散而生；或机体内有蕴热，心火内生，热蕴营血，阻于肌肤；或兼湿热蕴阻，流窜关节不得宣泄而发。

2）病久：气血耗伤，营血不足，生风化燥，肌肤失养；或气血运行不畅，经脉受阻，气血凝结，肌肤失养而反复不愈；或加之先天禀赋不足，肝肾亏虚，营血亏损，致冲任失调而发；或由调治不当，毒邪乘虚而入里，热毒炽盛，气血两燔，内侵脏腑而致。

（2）西医病因病理

银屑病发病原因比较复杂，病因尚未明确。近年来多数学者认为，与遗传、感染、代谢障碍、免疫功能障碍、内分泌失调有关。其病理生理机制主要为表皮增生分化的异常和免疫系统的激活。

22.1.3 临床表现

1）皮损初起为针尖至扁豆大的炎性红色丘疹，常呈点滴状分布，迅速增大，表面覆盖银白色多层性鳞屑，状如云母。鳞屑剥离后，可见薄膜现象及筛状出血，基底浸润，可有同形反应。陈旧皮疹可呈钱币状、盘状、地图状等。

2）好发于头皮、四肢伸侧，以肘关节面多见，常泛发全身。

3）部分病人可见指甲病变，轻者呈点状凹陷，重者甲板增厚，光泽消失。

或可见于口腔、阴部黏膜。发于头皮者可见束状毛发。

4）起病缓慢，易于复发。有明显季节性，一般冬重夏轻。

5）可有家族史。

22.1.4 临床诊断

1）此病发展过程中，皮损形态可表现为多种形式。急性期皮损多呈点滴状，鲜红色，瘙痒较著。静止期的皮损常常是斑块状或地图状等。消退期皮损常呈环状、半环状。少数皮疹上的鳞屑较厚，有时堆积如壳蛎状。

2）皮损可能会在身体任何部位对称性发生。好发于肘、膝关节伸侧和头部。少数病人的指（趾）甲和黏膜也可能会被侵。

3）初发时为针头或者扁豆大小的炎性扁平丘疹，逐渐增大成为钱币或更大淡红色浸润斑，境界清楚，上覆多层银白色鳞屑。轻轻刮除表面鳞屑，则出现一层淡红色发亮的半透明的薄膜，称薄膜现象。再刮除薄膜，则出现小出血点，称点状出血现象。

4）银屑病患者的继发性红皮病者称红皮病型银屑病；皮疹有少量渗液，附有湿性鳞屑，或初起为小脓疱，伴有发热的症状的患者称为脓疱型银屑病；合并关节病变或者称为关节型银屑病。

5）银屑病容易急性发作，慢性经过，倾向复发。

22.2 拔罐技术在银屑病中的应用

技术一

拔罐部位 大椎、陶道、肝俞、脾俞、夹脊。

操作规程 常规消毒，以三棱针点刺大椎、陶道、双侧肝俞及脾俞，拔罐 5 ~10 分钟，以每穴出血 0.3~0.5ml 为度。胸椎 5~6、腰椎 1~2 夹脊穴采用针罐法。隔日 1 次，15 次为 1 个疗程，疗程间隔 1 周。

附

陶道穴：位于背部，当后正中线上，第 1 胸椎棘突下凹陷中。见图 75。

技术二

拔罐部位 大椎、陶道。背部、及上肢病变，加肩胛冈；头部病变加百会、四神聪、上星、头维、或皮损区周围；上肢病变者加肩髎，在上臂无皮损或皮损已消退的情况下，可加曲池；若在背部无皮损或皮损已消退的情况下，腰以下病变可以加肾俞；大腿以下病变可加血海、梁丘、阳陵泉；如颈项病变的加翳风；颜面病变的可加听宫。

操作规程　每次取主穴或有关配穴，采用三棱针点刺后，除头发覆盖部位的穴位或皮损区周围、耳穴外，余穴均拔罐5~10分钟，以每穴出血0.3~0.5ml为度。每日或隔日1次。若经治疗后，皮损已大部分消退，仅残留少数皮损时，可沿皮损周围和中间进行雀啄样点刺或用梅花针叩刺，然后拔罐10~15分钟。

技术三

拔罐部位　督脉旁开5分、1.5寸、3寸六条线、患处局部。

操作规程　消毒皮肤，叩刺六条线，反复3次，皮损局部重叩出血为度，再用闪火法拔罐5~10分钟。每周2次，10次为1个疗程。

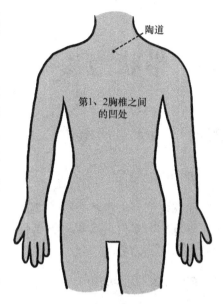

图75　陶道穴

23 带状疱疹

23.1 带状疱疹概述

23.1.1 概念

带状疱疹是由水痘-带状疱疹病毒引起的急性感染性皮肤病。本病好发于成人，春秋季节多见。发病率随年龄增大而呈显著上升。属中医学"腰缠火丹"、"蛇窜疮"等范畴。

23.1.2 病因病机

(1) 中医病因病机

多由肝气郁结，气郁化火，循经外发于肌肤；或脾失健运，水湿不化，湿蕴生热，湿热外侵肌肤所致。湿热内蕴，外受毒邪，发于肌肤是本病的基本病理变化。邪毒犯肺，肺失宣肃，不能正常通调水道，水液循经络积聚于肌表，则见水疱累累如串珠；毒邪化火，与肝火湿热相搏结，阻于经络，气血不通，不通则痛；肝火脾湿郁于内，毒邪乘之诱于外，气血瘀阻，毒火稽留血分，发于肌肤，则发斑疹；湿热困于肝脾，循经络外发肌肤，亦可引起水疱；湿热瘀阻，气血阻于经络，则见疼痛。

(2) 西医病因病理

人是水痘-带状疱疹病毒的唯一宿主，病毒经呼吸道黏膜进入血液形成病毒血症，发生水痘或呈隐性感染，以后病毒可长期潜伏在脊髓后根神经节或者颅神经感觉神经节内。当机体受到某种刺激（如创伤、疲劳、恶性肿瘤或病后虚弱等）导致机体抵抗力下降时，潜伏病毒被激活，沿感觉神经轴索下行到达该神经所支配区域的皮肤内复制产生水疱，同时受累神经发生炎症、坏死，产生神经痛。本病愈后可获得较持久的免疫，故一般不会再发。

23.1.3 临床表现

1）发病前常有轻度发热，疲倦乏力，食欲不振，全身不适，皮肤灼热刺痛等症状，亦可不发生前驱症状而直接出现丘疱疹。

2）皮损部神经痛为本病的主症之一，但疼痛程度不一，且不与皮损严重程度呈正比。

3）疱疹好发于腰腹之间，其次是颈项、面部。呈带状排列，刺痛。有些患者在皮疹完全消退后仍遗留神经痛。

23.1.4 临床诊断

1）本病有时需与单纯疱疹鉴别，后者好发于皮肤与黏膜交接处，分布无一定规律，水疱较小易破，疼痛不著，多见于发热（尤其高热）病的过程中，常易复发。

2）偶尔也有与接触性皮炎混淆的，但后者有接触史，皮疹与神经分布无关，自觉烧灼、剧痒，无神经痛。

3）在带状疱疹的前驱期及无疹型带状疱疹中，神经痛显著者易误诊为肋间神经痛、胸膜炎及急性阑尾炎等急腹症，需加注意。

23.2 拔罐技术在带状疱疹中的应用

技术一

拔罐部位 阿是穴（皮损部位）。

操作规程 疱疹局部皮肤作常规消毒后，首先用梅花针叩刺，手法由轻到重，顺序从周围临界皮肤到疱疹集簇处，程度以皮肤出血、疱壁破裂为度。在确认患部皮肤全部叩刺后，即在叩刺处拔罐，吸出大量的水分、分泌物和少量血液。留罐时间5~10分钟。如果患者皮肤面积大，则在第一遍拔罐未能覆盖处进行第二遍拔罐或沿带状分布区域将数个火罐一次拔在疱疹簇集处，罐数以排满为度。隔日治疗1次，5次为1个疗程。

技术二

拔罐部位 阿是穴。

操作规程 选取疱疹群间正常皮肤处阿是穴，并注意选择疱疹带两端之穴位，若无水疱，可选红斑及感染疼痛处皮肤。对阿是穴常规消毒后，使患者年龄体质选取适当三棱针点刺若干点，年龄小或有恐惧心理者点刺1~2点即可；青壮年无恐惧心理病情较重者可分三处选取穴位，即带状疱疹两端和中间，每处点刺2~3点。后在点刺处选取大小合适的火罐用闪火法拔罐。取罐后用酒精棉球消毒患处。放血量及留罐时间视患者体质、年龄、病情等情况而定，一般情况下每拔罐处放血量约2ml即可，留罐时间5~10分钟为宜。每日或隔日治疗1次，10次为1疗程。疗效突出者1周即可痊愈。

技术三

拔罐部位 患侧华佗夹脊穴、疱疹周围。

操作规程 常规消毒，用三棱针在疱疹周围及患侧华佗夹脊穴刺络出血，放血量约 2~3ml，再用闪火法将玻璃罐扣至刺络部位，留罐 5~10 分钟。隔日治疗 1 次，5 次为 1 个疗程。

技术四

拔罐部位 病变部位在头面部取患侧太阳、阳白、下关、颊车、合谷、外关穴；在胸胁部取该肋间同侧相应之夹脊穴或背俞穴、支沟、阳陵泉；在腰腹部取腰部同侧相应之夹脊穴或背俞穴、阳陵泉、足三里、三阴交，若病灶较大，症状较重者，加大椎、灵台穴。

操作规程 均采用单纯拔罐法。也可常规消毒，用三棱针点刺后拔罐，留罐 10 分钟。每日 1 次，3 次为 1 个疗程。

24 神经性皮炎

24.1 神经性皮炎概述

24.1.1 概念

神经性皮炎又称慢性单纯性苔藓，是一种以皮肤苔藓样变及剧烈瘙痒为特征的慢性炎症性疾病，一般认为本病的发生可能系大脑皮质抑制和兴奋功能紊乱所致，精神紧张、焦虑、抑郁，局部刺激（如摩擦、日晒、多汗）以及消化不良、饮酒、进食辛辣等均可诱发或加重本病。属中医学"顽癣"、"牛皮癣"、"摄领癣"等范畴。

24.1.2 病因病机

(1) 中医病因病机

初起为风湿热之邪阻滞肌肤或硬领等外来机械刺激所引起；病久耗伤阴液，营血不足，血虚生风生燥，皮肤失去濡养而成；肝火郁滞，情志不遂，郁闷不舒，或紧张劳累，心火上炎，以致气血运行失职，凝滞肌肤，每易成为诱发的重要因素，且致病情反复。

(2) 西医病因病理

精神因素：目前认为是发生本病的主要诱因，情绪波动、精神过度紧张、焦虑不安、生活环境突然变化等均可使病情加重和反复。

胃肠道功能障碍、内分泌系统功能异常、体内慢性病灶感染而致敏，也可能成为致病因素。

局部刺激：如衣领过硬而引起的摩擦，化学物质刺激、昆虫叮咬、阳光照射、搔抓等，均可诱发本病的发生。

24.1.3 临床表现与诊断

1）本病多见于成年人，好发于项后两侧、肘膝关节，但亦可发于眼周和尾骶等处。

2）皮损初起为正常皮色或淡红色扁平丘疹，呈圆形或多角形，密集成片，边缘清楚。日久局部皮肤增厚、干燥粗糙、纹理加深，形成苔藓样变，表面有少许鳞屑。自觉阵发性剧烈瘙痒，尤以夜间及安静时为重。

3）本病病程较长，常数年不愈，发展及扩大到一定程度就长期不变，也有的在数周内自行消退而不留任何痕迹，但易反复发作。

根据典型临床表现可以诊断。

24.2　拔罐技术在神经性皮炎中的应用

技术一

拔罐部位　患处皮肤。

操作规程　病灶局部常规消毒，以梅花针中度叩刺，至皮肤隐隐出血为度，再用闪火法拔罐，留罐 5~10 分钟，起罐后用消毒棉球擦干血迹。隔日 1 次，5 次为 1 个疗程。

技术二

拔罐部位　背部膀胱经循行部位反应点、避开皮损、左右上下各一，共 4 穴。

操作规程　患者俯卧位，选取穴位后，局部常规消毒，左手捏起穴位处皮肤肌肉，右手持小号三棱针，快速刺下皮下，针尾下压，针尖挑起穴位处皮肤，加力挑断所选各穴局部皮肤纤维，操作时可听到"嘣嘣"之声。每周 1 次，7 次为 1 个疗程。

25 急性淋巴管炎

25.1 急性淋巴管炎概述

25.1.1 概念

本病多见于四肢，往往有一条或数条红色的线向近侧延伸，沿行程有压痛，所属淋巴结可肿大、疼痛。严重者常伴有发热，头痛、全身不适、食欲不振及白细胞计数增多。属中医学"红丝疗"范畴。

25.1.2 病因病机

（1）中医病因病机

由于足部生疗、足湿气糜烂或皮肤破溃，感染邪毒，以致毒流经脉，向上走窜而继发。

（2）西医病因病理

急性淋巴管炎多数是由于溶血性链球菌、金黄色葡萄球菌等通过皮肤破损处或其他感染源蔓延到邻近淋巴管所引起，其主要病理变化为淋巴管壁和周围组织充血、水肿、增厚，淋巴管腔内充满细菌、凝固的淋巴液及脱落的内皮细胞。

25.1.3 临床表现与诊断

1）红丝显露先从手、前臂或足、小腿部开始，可延伸至肘、腋，或膝、股缝处，同时有淋巴结肿胀疼痛。病变深者，皮肤微红或不见红丝，但可触及条索状肿胀和压痛。

2）一般有恶寒、发热、头痛、脉数等症状。

3）四肢远端有化脓性病灶或创伤史。

4）临床诊断：感染病源近端皮肤沿淋巴管走行可见一条或数条红线，并向近心端延伸，局部较硬，有压痛。严重者伴有恶寒、发热症状。

25.2 拔罐技术在急性淋巴管炎中的应用

技术一

拔罐部位 红丝走行路径。

操作规程 患者取合适的体位,充分暴露红丝疗,沿红丝常规消毒,在红丝头部用三棱针点刺3针出血,然后从红线头部向下,每隔1寸,点刺1针出血至尾部终止,再沿红丝走形路径拔罐,留罐5分钟,起罐后擦净血迹。

↓

技术二

拔罐部位 主穴:阿是穴(红肿部位边缘);配穴:高热者加十二井穴、大椎。

操作规程 局部常规消毒后,用三棱针快速点刺阿是穴3~5下,刺入深度2~3mm,然后用闪火法拔罐,待罐内出血停止后即可起罐,再用酒精棉球擦净血迹。大椎穴用三棱针点刺出血后,加拔火罐5分钟;十二井穴每次选取1~2个穴,使每穴挤压出血3~5滴即可。

技术三

拔罐部位 红丝疗头部、尾部。

操作规程 常规消毒,用三棱针从红丝疗的两端点刺出血后,在红丝疗的远心端点刺处放上独头蒜片(约5mm厚),蒜片上用艾灸,灸后不久即可见红丝渐渐向远心端回缩,待红丝不再回缩即停止治疗,如不愈者,次日可用上法再灸。一般2~3次可治愈。

26　腱鞘囊肿

26.1　腱鞘囊肿概述

26.1.1　概念

腱鞘囊肿是指发生于关节囊或腱鞘附近的一种内含胶冻状黏液的良性肿块，其多为单房性，也可为多房性。属中医学"伤筋"、"筋痹"、"肘痛"范畴。

26.1.2　病因病机

（1）中医病因病机

外因大多为严冬涉水、久居湿地、负重远行，而致风寒湿热之邪侵袭筋脉，其内因为禀赋不足，久病体弱，或其他痹病日久，迁延不愈，导致正气不足。内外合犯，致使筋脉阻滞，气血运行受阻，筋脉不利，而成筋痹。

（2）西医病因病理

目前主要认为与关节囊、韧带、腱鞘上的结缔组织因局部营养不良，发生退行性黏液性变性或局部慢性劳损有关。

26.1.3　临床表现

1）腱鞘囊肿最常见于腕背部，腕舟骨及月骨关节的背侧，拇长伸肌腱及指伸肌腱之间。

2）起势较快，增长缓慢，多无自觉疼痛，少数有局部胀痛。

3）局部可见一个半球形隆起，肿物突出皮肤，表面光滑，皮色不变，触之有囊性感，与皮肤不相连，周围境界清楚，基地固定或推之可动，压痛轻微或无压痛。

4）部分患者囊肿经长期的慢性炎症刺激，囊壁肥厚变硬，甚至达到与软骨相似的程度。

5）腱鞘囊肿还可见于踝关节背部和腘窝部。发生于腘窝部者，伸膝时可见如鸡蛋大的肿物，屈膝时则在深处，不易触摸清楚。

26.1.4 临床诊断

1）腕背侧、掌侧或足背等处出现半球形、表面光滑、张力较大的囊性肿块。
2）肿块生长缓慢，压之有酸胀或痛感，基底固定。
3）X 线摄片示骨关节无改变。

26.2 拔罐技术在腱鞘囊肿中的应用

技术

拔罐部位 囊肿局部。

操作规程 患者取合适的体位，先挤住囊肿，使其固定不动，皮肤常规消毒后，用三棱针从囊肿基底部快速刺入，深入囊肿中心，稍搅动，再快速出针，出针后用两手拇食指在针眼周围挤压，出尽囊内容物，待挤不出黏液时，用小号玻璃罐拔罐，留罐 5 分钟，起罐后用消毒棉球清理创口周围黏液。本法一般只使用1 次，如 1 周后囊肿仍然高突者则再使用 1 次，最多使用 2 次。

27 乳腺增生

27.1 乳腺增生概述

27.1.1 概念

乳腺增生是女性最常见的乳房疾病，其发病率占乳腺疾病的首位。近些年来该病发病率呈逐年上升的趋势，年龄也越来越低龄化。乳腺增生症是正常乳腺小叶生理性增生与复旧不全，乳腺正常结构出现紊乱，属于病理性增生，它是既非炎症又非肿瘤的一类疾病。多发于30~50岁女性，发病高峰为35~40岁。属中医"乳癖"范畴。

27.1.2 病因病机

(1) 中医病因病机

本病多与情志内伤、忧思恼怒有关。足阳明胃经过乳房，足厥阴肝经至乳下，足太阴脾经行乳外，若情志内伤，忧思恼怒则肝脾郁结，气血逆乱，气不行津，津液凝聚成痰；复因肝木克土，致脾不能运湿，胃不能降浊，则痰浊内生；气滞痰浊阻于乳络则为肿块疼痛。任脉隶于肝肾，冲脉隶于阳明，若肝郁化火，耗损肝肾之阴，则冲任失调，《圣济总录》云："冲任二经，上为乳汁，下为月水。"所以本病多与月经周期相关。本病的基本病机为气滞痰凝，冲任失调，病在胃、肝、脾三经。

(2) 西医病因病理

1) 内分泌失调：黄体素分泌减少，雌激素相对增多是乳腺增生发病的重要原因，如卵巢发育不健全、月经不调、甲状腺疾病及肝功能障碍等。

2) 情绪等精神因素的影响：精神紧张、情绪激动等不良精神因素容易形成乳腺增生，经常熬夜、睡眠不足等也会造成乳腺增生，而且这些不良因素还会加重已有的乳腺增生症状。

3) 人为因素或不良生活习惯：女性高龄不育、性生活失调、人工流产、夫妻不和、不哺乳等原因，造成乳腺不能有正常的、周期性的生理活动。佩戴过紧的胸罩或穿过紧的内衣等。

4) 饮食结构不合理：如高脂、高能量饮食导致脂肪摄入过多，饮酒和吸烟等不良生活习惯会诱发乳腺病。此外，高血压、高血糖也容易使女性出现内分泌失调，导致乳腺增生。

5）长期服用含雌激素的保健品、避孕药：人体长期过量摄入雌激素，将导致内分泌平衡失调，导致乳腺疾病的发生。

27.1.3 临床表现

乳房疼痛和肿块为本病主要的临床表现。

1）乳房疼痛：常为胀痛或刺痛，可累及一侧或双侧乳房，疼痛严重者不可触碰，甚至影响日常生活及工作。疼痛以乳房肿块处为主，亦可向患侧腋窝、胸胁或肩背部放射；有些表现为乳头疼痛或痒。乳房疼痛常于月经前数天出现或加重，行经后疼痛明显减轻或消失；疼痛亦可随情绪变化而波动。这种与月经周期及情绪变化有关的疼痛是乳腺增生临床表现的主要特点。

2）乳房肿块：肿块可发生于单侧或双侧乳房内，单个或多个，好发于乳房外上象限，亦可见于其他象限。

3）乳头溢液：少数患者可出现乳头溢液，为自觉溢液，草黄色或棕色浆液性溢液。

4）月经失调：本病患者可兼见月经前后不定期，量少或色淡，可伴痛经。

5）情志改变：患者常情志不畅或心烦易怒，每遇生气、精神紧张或劳累后加重。

27.1.4 临床诊断

1）B超检查：能够发现乳腺内的微小病灶，尤其对囊性和实性肿瘤的鉴别，是其他影像学难以取代的。

2）乳腺X线检查：乳腺X线检查是发现早期癌和微小癌的重要手段，但不必要在短时间内反复检查，尤其是青春期、妊娠哺乳期的乳腺对X线敏感，过度暴露会增加乳腺癌的发病率。

3）乳腺核磁检查：乳腺核磁检查敏感性很高，特异性中等。因其价格相对较高，检查时间长，空间相对狭小密闭，所以目前没有普及。其对于乳腺X线加超声检查阴性的微小乳腺癌、术后的复查、假体植入或注射丰胸乳腺的检查、乳头溢液、高危人群的筛查等方面有很大的优势。

27.2 拔罐技术在乳腺增生中的应用

技术一

拔罐部位 膀胱经、阿是穴。

操作规程 患者取仰卧位,在背部寻找反应点,如敏感点、条索状结节、红色或褐色斑点。常规消毒后,用梅花针在胸3至胸10脊柱两侧沿膀胱经、华佗夹脊穴叩刺,再重点叩刺反应点至皮肤潮红微渗血,再用闪火法拔火罐,留罐5~10分钟。隔日治疗1次,5次为1个疗程。

技术二

拔罐部位 阿是穴。

操作规程 患者俯卧位,在背部寻找反应点,如敏感点、条索状结节、红色或褐色斑点。反应点确定后,皮肤常规消毒,用三棱针挑破该点皮肤,继续挑割皮下组织,可见到白色纤维物,一次数根至挑断为止,注意不可挑刺过深,一般0.2~0.3cm。挑完后用双手拇指和食指挤压出血或加拔火罐排出瘀血。完毕后,用酒精棉球擦净血迹,在针孔处贴上创可贴即可。每周治疗1次,5次为1个疗程。

技术三

拔罐部位 肝俞、膏肓穴。

操作规程 常规消毒,选用中号三棱针点刺以上穴位0.1~0.2寸,接着用中号玻璃罐在点刺部位用闪火法拔罐,留罐5~10分钟,待瘀血凝结成块后起罐。适用于肝郁痰凝型。每日治疗1次,10次为1个疗程。

附

膏肓穴:位于人体的背部,当第四胸椎棘突下,左右四指宽处(或左右旁开三寸),肩胛骨内侧,一压即疼。见图76。

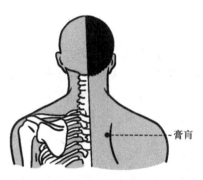

图76 膏肓穴

28 鼻窦炎

28.1 鼻窦炎概述

28.1.1 概念

鼻窦炎属于中医"鼻渊"的范畴，是指鼻流浊涕，如泉下渗，量多不止为主要特征的鼻病。常伴头痛、鼻塞、嗅觉减退，鼻窦区疼痛，久则虚眩不已。是鼻科常见病、多发病之一。亦有"脑漏"、"脑砂"、"脑崩"、"脑渊"之称。多因外感风热邪毒，或风寒侵袭，久而化热，邪热循经上蒸，犯及鼻窍；或胆经炎热，随经上犯，蒸灼鼻窍；或脾胃湿热，循胃经上扰等引起。

28.1.2 病因病机

(1) 中医病因病机

祖国医学认为本病有虚、实之分，其病因病机可归纳为以下几点：

1）肺经风热：风热邪毒，袭表犯肺；或风寒侵袭、郁而化热、风热壅遏肺经、肺失清肃，致使邪毒循经上犯，结滞鼻窍，灼伤鼻窦肌膜而为病。

2）胆腑郁热：胆为刚脏，内寄相火，其气通脑。若情志不畅，喜怒失节，胆失疏泄，气郁化火，循经上犯，移热于脑或邪热犯胆，胆经热盛，上蒸于脑，伤及鼻窦，燔灼肌膜，热炼津液而为涕，迫津下渗发为本病。

3）脾胃湿热：素嗜酒醴肥甘之物，脾胃湿热内生。运化失常，清气不升，浊阴不降，湿热邪毒循经上犯，停聚窦内，灼损窦内肌膜所致。

4）脾肺虚弱：鼻渊日久，耗伤肺脾之气，脾虚运化失健，营气难以上布鼻窍；肺气不足，易为邪毒侵袭，且又清肃不利，邪毒滞留鼻窍，凝聚于鼻窦，伤蚀肌膜而为病。

5）肾阴不足：鼻渊日久，阴精大伤，虚火内扰，余邪滞留不清，两者搏结于鼻窦，肌膜败坏，而成浊涕，发为鼻渊。

(2) 西医病因病理

1）全身病因

全身抵抗力降低所致，如过度疲劳、受寒受湿、营养不良、维生素缺乏和生活与工作环境不卫生等。此外，特应性体质、全身性疾病（贫血和糖尿病）、内分泌疾病（甲状腺、脑垂体和性腺功能不足）、上呼吸道感染和急性传染病（流感、麻疹、猩红热和白喉）等均可诱发本病。

2）局部病因

鼻腔疾病：急慢性鼻炎、鼻中隔偏曲、中鼻甲肥大、变应性鼻炎、鼻息肉、鼻腔异物和肿瘤等均可阻塞鼻道，妨碍鼻窦通气引流。

邻近器官的感染病灶：扁桃体炎、腺样体肥大。此外，上列第2双尖牙和第1、2磨牙的根尖感染，以及拔牙损伤上颌窦壁或龋齿残根坠入上颌窦内，可引起上颌窦炎症。

直接感染：鼻窦外伤骨折或异物穿入鼻窦，以及游泳跳水不当或游泳后用力擤鼻致污水挤入鼻窦。

鼻腔填塞物留置时间过久：引起局部刺激、污染和妨碍窦口通气引流。

气压骤变：高空飞行迅速下降致窦腔负压，使鼻腔炎性物或污物被吸入鼻窦，称为非阻塞性航空性鼻窦炎。致病菌多见化脓性球菌，如肺炎双球菌、溶血型链球菌、葡萄球菌和卡他球菌等；其次为杆菌，如流感杆菌、变形杆菌和大肠杆菌等；此外，厌氧菌感染亦不少见。应注意多数为混合感染。

28.1.3 临床表现

（1）全身症状
因常继发于感冒或急性鼻炎，故原症状加重，出现畏寒、发热、食欲减退、便秘、周身不适等。小儿患者可发生呕吐、腹泻、咳嗽等消化道和呼吸道症状。

（2）局部症状
1）鼻塞：多为患侧持续性鼻塞，如两侧同时罹患，则为双侧持续性鼻塞。均因鼻黏膜炎性肿胀和分泌物积蓄所致。因鼻塞可致嗅觉暂时性减退或丧失。

2）多脓涕：鼻腔内大量脓性或黏脓性鼻涕，难以擤尽，脓涕中可带少许血液。厌氧菌或大肠杆菌感染者脓涕恶臭（多是牙源性上颌窦炎）。脓涕可后流至咽部和喉部，刺激局部黏膜引起发痒、恶心、咳嗽和咳痰。

3）头痛或局部疼痛：为本病之常见症状，其发生机理是脓性分泌物、细菌毒素和黏膜肿胀刺激和压迫神经末梢所致。一般而言，前组鼻窦炎引起的头痛多在额部和颌面部，后组鼻窦炎的头痛则多位于颅底或枕部。

28.1.4 临床诊断

1）有感冒、急性鼻炎等病史，反复发作。

2）以大量黏液性或脓性鼻涕、鼻塞、头痛或头昏为主要症状，急鼻渊有发热及全身不适。

3）急鼻渊发病迅速，病程较短，若治疗不彻底，则迁延为慢鼻渊。慢鼻渊病程较长。

4）鼻腔检查：可见黏膜充血、肿胀、鼻腔或后鼻孔有较多地黏性或脓性分泌物。

5）鼻窦 X 线摄片：有阳性表现，有助诊断。

6）CT 扫描：可更清楚地观察窦壁是否受损及窦腔黏膜病变的程度。

7）鼻窦超声波检查：主要用于上颌窦、额窦的检查，可发现窦腔内积液、息肉或肿瘤。

8）应注意与鼻室（鼻炎）相鉴别。

28.2 拔罐技术在鼻窦炎中的应用

技术一

拔罐部位 肺俞、大椎、身柱、风门。

操作规程 用梅花针叩刺后拔罐 5～10 分钟。3 日治疗 1 次，5 次为 1 个疗程。

技术二

拔罐部位 急性期取肺俞、大椎、夹脊穴；慢性期取中脘、膈俞、肺俞、足三里；萎缩性鼻炎采取肺俞、尺泽、涌泉；过敏性鼻炎取肺俞、肾俞、中脘。

操作规程 用梅花针叩刺后拔罐 5～10 分钟。3 日治疗 1 次，5 次为 1 个疗程。

29 便秘

29.1 便秘概述

29.1.1 概念

便秘是指由于大肠传导功能失常导致的以大便排出困难，排便时间或排便间隔时间延长为临床特征的一种大肠病证。

29.1.2 病因病机

(1) 中医病因病机

便秘的病因是多方面的，其中主要的有外感寒热之邪，内伤饮食情志，病后体虚，阴阳气血不足等。本病病位在大肠，并与脾胃肺肝肾密切相关。脾虚传送无力，糟粕内停，致大肠传导功能失常，而成便秘；胃与肠相连，胃热炽盛，下传大肠，燔灼津液，大肠热盛，燥屎内结，可成便秘；肺与大肠相表里，肺之燥热下移大肠，则大肠传导功能失常，而成便秘；肝主疏泄气机，若肝气郁滞，则气滞不行，腑气不能畅通；肾主五液而司二便，若肾阴不足，则肠道失润，若肾阳不足则大肠失于温煦而传送无力，大便不通，均可导致便秘。

(2) 西医病因病理

西医学中的功能性便秘，即属本病范畴。其病因病理为：摄入的食物或水分过少，使肠内的食糜残渣或粪便的量亦少，不足以刺激结肠的正常蠕动；肠道的蠕动减弱或肠道肌肉张力减低；肠腔有狭窄或梗阻存在，使正常的肠蠕动受阻，导致粪便不能下排，例如肠梗阻或左半结肠癌；排便反射过程中任何环节有障碍或病变时均可发生便秘，例如直肠黏膜机械性刺激的感觉减弱，盆腔神经、腰骶脊髓神经病变，肛门括约肌痉挛、腹肌及膈肌收缩运动减弱等。

29.1.3 临床表现

本病主要临床特征为大便排出困难，排便时间或排便间隔时间延长。常伴腹胀腹痛，头晕头胀，嗳气食少，心烦失眠等症；或粪质干燥坚硬，排出困难，排便时间延长，常由于排便努挣导致肛裂、出血，日久还可引起痔疮。或粪质并不干硬，也有便意，但排便无力，排出不畅，常需努挣，排便时间延长，多伴有汗出、气短乏力、心悸头晕等症状。由于燥屎内结，可在左下腹扪及质地较硬的条索状包块，排便后消失。本病起病缓慢，多属慢性病变过程，多发于中老年和女性。

29.1.4 临床诊断

(1) 中医诊断

1）大便排出困难，排便时间或排便间隔时间延长，粪质多干硬。起病缓慢，多属慢性病变过程。

2）常伴有腹胀腹痛、头晕头胀、嗳气食少、心烦失眠、肛裂、出血、痔疮、汗出、气短乏力、心悸头晕等症状。

3）发病常与外感寒热、内伤饮食情志、脏腑失调、坐卧少动、年老体弱等因素有关。

(2) 西医诊断

1）直肠指检：应仔细观察有无外痔、肛裂及肛瘘等病变，触诊时需注意有无内痔，肛门括约肌有无痉挛、直肠壁是否光滑、有无溃疡或新生物等。

2）粪便检查：应观察便秘者排出粪便的形态及有无黏液或血液黏附。直肠性便秘为大块质硬的粪便，由于常伴直肠炎症及肛门损伤，粪便常有黏液及少量血液黏附。中老年患者经常出现少量血液时，应特别注意大肠癌。结肠痉挛性便秘者，粪便坚硬呈块粒状如羊粪。肠易激综合征者常排出多量的黏液，但黏液中极少有红细胞、白细胞。

3）X线钡剂灌肠检查及腹部平片：X线钡剂灌肠检查对结肠、直肠肿瘤、结肠狭窄或痉挛、巨结肠等病变的诊断有较大帮助，对结肠的运动功能（蠕动）也可有较全面的了解。X线腹部平片如发现多个阶梯状液平，则对肠梗阻的诊断有重要帮助。

4）结肠镜检查：结肠镜检查对引起便秘的各种结肠病变，如结肠、直肠癌、肠腔内息肉等器质性肠腔狭窄等病变的诊断有极大的帮助，结合活组织病理检查，可获得确诊。

29.2 拔罐技术在便秘中的应用

技术一

拔罐部位 天枢、上巨虚、支沟、大肠俞、脾俞。实热型加曲池、丰隆；阳虚气弱型加关元、气海穴；气滞型加太冲；阴血不足加三阴交、间使。

操作规程 留罐5~10分钟，实热型可配合刺络法或毫针刺泻法；阳气虚弱型配合灸法或姜汁罐法。

附

天枢穴：属于足阳明胃经，是手阳明大肠经募穴，位于脐旁两寸，恰为人身之中点，如天地交合之际，升降清浊之枢纽。见图77。

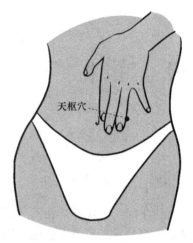

图77　天枢穴

技术二

拔罐部位　气海、大肠俞、足三里、丰隆、天枢、大横。

操作规程　单纯罐法，留罐5～10分钟。

技术三

拔罐部位　以左水道为主，虚寒型配关元、气海；实热型配曲池、天枢；气虚型配肺俞、肾俞。

操作规程　闪火法留罐，留罐5～10分钟。

30 痛经

30.1 痛经概述

30.1.1 概念

凡在行经前后或月经期出现下腹疼痛、坠胀，伴腰酸或其他不适，程度较重以致影响生活和工作质量称为痛经。痛经为妇科常见症状之一，约50%妇女均有痛经，其中10%痛经严重。痛经分为原发性和继发性两类。原发性痛经是周期性月经期痛但没有器质性疾病，而继发性痛经常见于内异症、肌瘤、盆腔炎症性疾病、子宫腺肌病、子宫内膜息肉和月经流出道梗阻。因此，继发性痛经常伴有其他妇科症状，如性交困难、排尿困难、异常出血、子宫肌瘤或不孕。

30.1.2 病因病机

本病的发生与冲任、胞宫的周期性生理变化密切相关。主要病机在于邪气内伏或精血素亏，更值经期前后冲任二脉气血的生理变化急骤，导致胞宫的气血运行不畅，"不通则痛"，或胞宫失于濡养，"不荣则痛"，故使痛经发作。常见的类型有肾气亏损、气血虚弱、气滞血瘀、寒凝血瘀和湿热蕴结。

1) 肾气亏损：先天肾气不足，或房劳多产，或久病虚损，伤及肾气，肾虚则精亏血少，冲任不足，经行血泄，胞脉愈虚，失于濡养，"不荣则痛"，故使痛经。

2) 气血虚弱：素体虚弱，气血不足，或大病久病，耗伤气血，或脾胃虚弱，化源不足，气虚血少，经行血泄，冲任气血更虚，胞脉失于濡养，"不荣则痛"，故使痛经。

3) 气滞血瘀：素性抑郁，或愤怒伤肝，肝郁气滞，气滞血瘀，或经期产后，余血内留，蓄而成瘀，瘀滞冲任，血行不畅，经前经时气血下注冲任，胞脉气血更加壅滞，"不通则痛"，故使痛经。

4) 寒凝血瘀：经期产后，感受寒邪，或过食寒凉生冷，寒客冲任，与血搏结，以致气血凝滞不畅，经前经时气血下注冲任，胞脉气血更加壅滞，"不通则痛"，故使痛经。

5) 湿热蕴结：素有湿热内蕴，或经期产后，感受湿热之邪，与血搏结，稽留于冲任、胞宫，以致气血凝滞不畅，经行之际，气血下注冲任，胞脉气血更加壅滞，"不通则痛"，故使痛经。

30.1.3 临床表现

症状：疼痛呈痉挛性、阵发性，严重时面色发白、出冷汗、全身无力、四肢厥冷、恶心、呕吐、腹泻和头痛。

体征：盆腔检查无阳性体征。当患者有症状时，可能会有盆腔压痛，更常见于子宫的区域。

30.1.4 临床诊断

痛经的主证是伴随月经周期出现小腹疼痛，所以，辨证时首先应识别疼痛的属性，并根据疼痛发生的时间、性质、部位、程度，结合月经的期、色、量、质、兼证、舌、脉，以及患者的素体情况等辨其寒热虚实。如经血量少、质稠、挟块而痛发于经前者，多属实；经血量少、色暗红、质薄而痛发于经后者，多属虚；痛为掣痛、绞痛、灼痛、刺痛、拒按者属实；痛为隐痛、坠痛、喜揉按者属虚。

1）气滞血瘀：每于经前一二日或经期小腹胀痛、拒按，经血量少，或排出不畅，经色紫暗有块，血块排出则疼痛减轻，胸胁乳房作胀，舌质紫暗，舌边或有瘀点，脉沉弦。

2）寒凝胞中：①阳虚内寒：经期或经后小腹冷痛、喜按，得热痛减，经量少、色暗淡，腰腿酸软，小便清长，苔白润，脉沉。②寒湿凝滞：经前或经期小腹冷痛，得热痛减，按之痛甚，经量少，色暗黑有块，恶心呕吐，畏寒，便溏，苔白腻，脉沉紧。

3）湿热下注：经前、经期少腹胀痛，经量多，色红，质稠或有块，平日带下色黄或有秽臭，舌红苔黄腻，脉弦数。

4）气血虚弱：经期或经净后，小腹隐痛、喜揉按，月经色淡量少，质稀，伴神疲乏力，面色苍白，舌淡苔薄，脉虚细。

5）肝肾亏虚：经净后小腹隐痛、腰酸，经血量少而质薄，经色暗淡，或有头晕耳鸣，小腹空坠不温，舌质淡，苔薄白，脉沉细。

30.2 拔罐技术在痛经中的应用

技术一

拔罐部位 次髎、关元、三阴交。气滞血瘀者，加太冲、气海；寒湿凝滞者加肾俞、大赫；气虚血弱者，加脾俞、膈俞、足三里；肝俞不足者，加肝俞、肾俞、太溪。

操作规程 实证用刺络拔罐法，或针罐法，虚寒者可拔罐法加灸法。在经前5天开始治疗，每日1次。

技术二

拔罐部位 腰背部华佗夹脊穴与膀胱经穴。

操作规程 用梅花针叩刺至微出血，用闪火法拔罐15分钟，在经前5天开始治疗，每日1次。

技术三

拔罐部位 ①天枢、关元、中极；②膈俞、肝俞、三阴交；③气海俞、肾俞、脾俞。

操作规程 每次1组，交替使用。用梅花针叩刺至微出血，用闪火法拔罐15分钟，在经前5天开始治疗，每日1次。

31 小儿腹泻

31.1 小儿腹泻概述

31.1.1 概念

小儿腹泻，是多病原、多因素引起的以腹泻为主的一组疾病。主要特点为大便次数增多和性状改变，可伴有发热、呕吐、腹痛等症状及不同程度水、电解质、酸碱平衡紊乱。是 2 岁以下婴幼儿的常见病。

31.1.2 病因病机

(1) 中医病因病机

1) 小儿泄泻发生的原因，以感受外邪，内伤饮食，脾胃虚弱为多见。

2) 其主要病变在脾胃，因胃主受纳腐熟水谷，脾主运化水谷精微，若脾胃受病，则饮食入胃，水谷不化，精微不布，清浊不分，合污而下，致成泄泻。

(2) 西医病因病理

1) 感染因素：①肠道内感染：可由病毒、细菌、真菌、寄生虫引起，以前两者多见，尤其是病毒。②肠道外感染：有时引起消化功能紊乱，亦可产生腹泻症状，即症状性腹泻。年龄越小越多见。③使用抗生素引起的腹泻。

2) 非感染因素：①饮食护理不当：多见于人工喂养儿。②过敏性腹泻：如对牛奶或大豆制品过敏而引起的腹泻。③原发性或继发性双糖酶（主要是乳糖酶）缺乏或活性降低，肠道对糖的吸收不良引起腹泻。④气候因素：气候突然变化、腹部受凉使肠蠕动增加；天气过热消化液分泌减少等都可以诱发消化功能紊乱导致腹泻。

31.1.3 临床表现

(1) 轻型

起病可缓可急，以胃肠道症状为主，食欲不振，偶有溢乳或呕吐，大便次数增多（3~10 次/天）及性状改变；无脱水及全身酸中毒症状，多在数日内痊愈，常有饮食因素及肠道外感染引起。

(2) 重型

常急性起病，也可由轻型逐渐加重转变而来，除有较重的胃肠道症状外，还有较明显的脱水、电解质紊乱和全身中毒症状（发热、烦躁、精神委靡、嗜睡，甚至昏迷、休克），多由肠道内感染引起。

31.1.4 临床诊断

1）大便次数增多，每日超过 3~5 次，多者达 10 次以上，呈淡黄色，如蛋花汤样，或黄绿稀溏，或色褐而臭，可有少量黏液。或伴有恶心，呕吐，腹痛，发热，口渴等症。

2）有乳食不节，饮食不洁或感受时邪病史。

3）重症腹泻及呕吐严重者，可见小便短少，体温升高，烦渴神疲，皮肤干瘪，囟门凹陷，目眶下陷，啼哭无泪等脱水征，以及口唇樱红，呼吸深长，腹胀等酸碱平衡失调和电解质紊乱的表现。

4）大便镜检可有脂肪球或少量白细胞、红细胞。

5）大便病原体检查可有致病性大肠杆菌或病毒检查阳性等。

31.2 拔罐技术在小儿腹泻中的应用

技术一

拔罐部位 天枢、足三里、内关。伤食型加中脘；湿热型加大肠俞、大椎；风寒型加上巨虚、三阴交；脾虚型加脾俞、关元俞；脾肾阳虚加肾俞、命门。

操作规程 采用单纯罐法或药罐法，留罐 5~8 分钟。每日或隔日 1 次。

技术二

拔罐部位 天枢、长强。

操作规程 长强、天枢快速针刺后拔罐 5~8 分钟，以皮肤轻度充血为度。每日或隔日 1 次。

技术三

拔罐部位 ①天枢、关元、水分；②气海俞、大肠俞、关元俞。伴呕吐者配中脘、膻中、内关。

操作规程 每次 1 组，施以单纯罐法或姜汁罐法。交替使用。每日 1 次。

32 小儿疳积

32.1 小儿疳积概述

32.1.1 概念

疳积是小儿时期，尤其是1~5岁儿童的一种常见病证。是指由于喂养不当，或由多种疾病的影响，使脾胃受损而导致全身虚弱、消瘦面黄、发枯等慢性病证。

32.1.2 病因病机

(1)中医病因病机

这是由于婴幼儿时期脏腑娇嫩，机体的生理功能未成熟完善，而生长发育迅速，对水谷精微的需要量大。因此，产生了生理上的"脾常不足"。哺食过早，甘肥、生冷食物吃得太多，会损伤脾胃之气，耗伤气血津液，就会出现消化功能紊乱，产生病理上的脾气虚损而发生疳积之证。

(2)西医病因病理

轻度营养不良的病理改变仅为皮下脂肪减少、肌肉轻度萎缩，机体其他组织、器官的病理改变尚不明显。重度营养不良则常有肠壁变薄、黏膜皱襞消失，心肌纤维混浊肿胀，肝脏脂肪浸润，淋巴和胸腺显著萎缩，各脏器均见缩小，从面产生一系列病理生理改变。

32.1.3 临床表现与诊断

1) 营养不良的早期表现为体重不增，以后体内脂肪逐渐消失，体重减轻，久之身长也会低于正常。

2) 皮下脂肪消耗的顺序是先腹部，而后躯干、臀部、四肢、最后面颊部。

3) 营养不良患儿除表现消瘦外，还有皮肤苍白、干燥、松弛和失去弹性；肌肉松弛、萎缩，肌张力一般变现为低下，运动功能发育迟缓。重者体温偏低，表现烦躁不安，继之变为呆钝，对周围环境反应淡漠。食欲低下以至消失，往往伴有呕吐和腹泻。

32.2 拔罐技术在小儿疳积中的应用

技术一

拔罐部位 天枢、中脘、建里、气海、脾俞、肾俞、足三里。

操作规程 采用单纯罐法或刺络拔罐法，留罐 5~8 分钟。每日或隔日 1 次，5 次为 1 个疗程。

技术二

拔罐部位 上脘、膈俞、肝俞、胃俞。

操作规程 先用闪火法拔罐于上脘穴 10 分钟，然后用梅花针叩刺脊柱两旁出血，分别在膈俞、肝俞、胃俞穴上拔罐 10 分钟。每日或隔日 1 次，5 次为 1 个疗程。

技术三

拔罐部位 背部胸椎 8~12 夹脊穴、脾俞、肾俞、中脘、关元、足三里。

操作规程 先取背部胸椎 8~12 夹脊穴、脾俞、肾俞施以走罐，使皮肤充血发紫；再取中脘、关元、足三里拔罐 10 分钟，每日或隔日 1 次，5 次为 1 个疗程。